Hefte zur Zeitschrift „Der Unfallchirurg"

Herausgegeben von:
L. Schweiberer und H. Tscherne

236

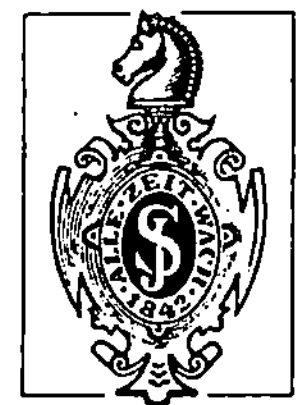

Hans-Wolfram Ulrich

Knieorthesen bei Kreuzbandverletzungen

Mit 60 Abbildungen

Springer-Verlag
Berlin Heidelberg New York
London Paris Tokyo
Hong Kong Barcelona
Budapest

Reihenherausgeber

Professor Dr. Leonhard Schweiberer
Direktor der Chirurgischen Universitätsklinik München Innenstadt
Nußbaumstraße 20, D-80336 München

Professor Dr. Harald Tscherne
Medizinische Hochschule, Unfallchirurgische Klinik
Konstanty-Gutschow-Straße 8, D-30625 Hannover

Autor

Priv.-Doz. Dr. Hans-Wolfram Ulrich
Klinikum der Christian-Albrechts-Universität
Zentrum operative Medizin II
Michaelisstraße 1, D-24105 Kiel

ISBN-13 : 978-3-540-57358-6   e-ISBN-13 : 978-3-642-78601-3
DOI : 10.1007 / 978-3-642-78601-3

Die Deutsche Bibliothek – CIP-Einheitsaufnahme
Ulrich, Hans-Wolfram: Knieorthesen bei Kreuzbandverletzungen / Hans-Wolfram Ulrich; – Berlin ; Heidelberg ; New York ; London ; Paris ; Tokyo ; Hong Kong ; Barcelona ; Budapest : Springer, 1994
      (Hefte zur Zeitschrift „Der Unfallchirurg" ; 236)

NE: Hefte zur Unfallheilkunde

Satz: Fa. M. Masson-Scheurer, D-66424 Homburg/Saar

24/3130 – 5 4 3 2 1 0 – Gedruckt auf säurefreiem Papier

Vorwort

In den vergangenen zwei Jahrzehnten ist die Anzahl von Patienten mit Verletzungen der Kniebänder sprunghaft angestiegen. Die Gründe dafür liegen in einer Zunahme des Freizeitsports und der Zuwendung vieler Menschen zu Sportarten, die besondere Gefahren für den Kniebandapparat mit sich bringen.

Im gleichen Zeitraum konnten die operativen Techniken bei Kniebandverletzungen aufgrund eingehender Kenntnisse der Anatomie und der Kinematik des Kniegelenks wesentlich verbessert werden. Ein wesentlicher Bestandteil der heutigen postoperativen Therapie nach Kniebandoperationen ist die äußere Führung des Gelenkes über Orthesen, die das Bewegungsausmaß des Kniegelenks limitieren und den Bandapparat in der frühen postoperativen Phase schützen sollen. Ob aber mit einer Orthese das angestrebte Ziel gefahrlos erreicht werden kann, ist auch heute noch umstritten.

Aus dieser unbefriedigenden Situation heraus entstand der Gedanke, die Fähigkeit der heute verwendeten Orthesen zur äußeren Führung des Kniegelenks zu überprüfen.

Die vorliegende Arbeit entstand in den Jahren 1988–1990 an der Orthopädischen Universitätsklinik Kiel. Mein Dank gilt meinem langjährigen Lehrer, Herrn Prof. Dr. Blauth, der diese Arbeit gefördert und unterstützt hat. Herrn Dipl.-Mathematiker Hahne und Herrn Dipl.-Ing. Vogiatzis danke ich sehr für die Hilfestellung bei der computergestützten Aufbereitung und Auswertung der Versuche. Herrn Zander und Herrn Studt vom Forschungslabor der Orthopädischen Klinik danke ich für die Unterstützung bei der Konstruktion und Fertigung der meßtechnischen Versuchsaufbauten. Frau G. Fischer und Frau G. Hufnagel danke ich für die Anfertigung der umfangreichen photographischen Arbeiten, sowie Frau K. Petersen für die Fertigung des Manuskripts.

Ganz besonders danke ich meiner Frau und meinen Kindern für ihre Geduld und ihr Verständnis, ohne das diese Arbeit nicht möglich gewesen wäre.

Kiel, im August 1993   H.-W. Ulrich

Inhaltsverzeichnis

1 Einleitung

In den beiden letzten Jahrzehnten ist eine deutliche Zunahme von Verletzungen des Kapsel-Band-Apparates des Kniegelenks zu verzeichnen, wobei in den meisten Fällen die Kreuzbänder mitbetroffen sind (Burri u. Helbing 1977; Burri et al. 1973; Hughston et al. 1976a, b; Helbing u. Burri 1977; Müller 1977, 1982; Jäger u. Wirth 1978; Gerber et al. 1980; Hertel 1980; Rovere u. Adair 1983; Blauth u. Helm 1988). Die Ursachen hierfür liegen nicht nur in der weiten Verbreitung verletzungsträchtiger Sportarten im Rahmen des Breitensports, sondern auch in den inzwischen wesentlich verbesserten diagnostischen Möglichkeiten und Techniken (Müller 1982). So wurde 1972 von Galway et al. erstmals ein Subluxationsphänomen des lateralen Schienbeinkopfes als pathognomonisch für eine vordere Kreuzbandruptur erkannt und als Pivot-Shift-Zeichen beschrieben. Slocum et al. entdeckten 1976 einen ähnlichen Test der abnormen Verschiebbarkeit des lateralen Schienbeinkopfes bei einer vorderen Kreuzbandruptur. Torg und Mitarbeiter gaben 1976 den Lachman-Test an, eine Untersuchungsmethode, bei der die Translation des Schienbeinkopfes gegen den Oberschenkel in der Sagittalebene in leichter Kniebeugung von 20–30° geprüft wird. Die Autoren stellten fest, daß mit dieser Methode eine vordere Kreuzbandruptur auf einfache Weise sicher nachgewiesen werden kann, was inzwischen als gesicherte Erkenntnis gilt (Trillat u. Ficat 1972; Wirth u. Häfner 1981; Blauth u. Schuchardt 1986).

Die unterschiedlichen Knieinstabilitäten nach Bandverletzungen, ihre Systematik, Pathophysiologie und die zu ihrem Nachweis entwickelten neuen Untersuchungstechniken verdanken wir vor allem amerikanischen, französischen und Schweizer Autoren (Trillat et al. 1964; Slocum u. Larson 1968; Galway et al. 1972; Trillat u. Ficat 1972; Nicholas 1973; Hughston et al. 1976a, b; McIntosh u. Darby 1976; Losee et al. 1978; Kennedy et al. 1978; Jakob 1980; Jakob et al. 1981; Müller 1982; Dejour et al. 1984; Wirth et al. 1984). Mit dem Anstieg diagnostizierter Kniebandverletzungen und der Zunahme auch komplexer Zerreißungen des Kapsel-Band-Apparates z.B. beim Skifahren, Fußballspiel oder im Straßenverkehr wuchsen auch die therapeutischen Probleme, denn die Ergebnisse bisheriger konservativer und operativer Verfahren hatten sehr häufig enttäuscht.

Alle Faktoren trugen dazu bei, sich noch intensiver mit der Kinematik des Kniegelenks sowie der funktionellen Anatomie des gesunden und verletzten Kapsel-Band-Apparates und seiner Rekonstruktion auseinanderzusetzen (Burri et al. 1973; Burri u. Helbing 1977; Jäger u. Wirth 1978; Hughston et al. 1976; Müller 1982; Odensten u. Gillquist 1985, 1986; Blauth u. Schuchardt 1986; Tscherne et al. 1987).

Bereits 1836 beschrieben die Gebrüder Weber des Phänomen der sog. Roll-Gleit-Bewegung des Kniegelenks bei Beuge-Streck-Bewegungen. Aus ihren Untersuchungen war zu erkennen, daß diese Bewegungen nicht um eine starre, quere Kniegelenkachse stattfinden, sondern daß die Achse als nicht ortsfest angesehen werden muß.

Für die Analyse der Kniebewegungen wandte man geometrische (Burmester 1888) und röntgenkinematographische (Zuppinger 1904; Fischer 1907; Strasser 1917; Nietert 1975) Verfahren an. Mit den zuletzt genannten Methoden ließen sich bei zweidimensionaler seitlicher Betrachtung sog. Polkurven erstellen, worunter die Bahnkurven der momentanen Drehachse eines Gelenks verstanden werden. Diese Untersuchungsverfahren, die auch in einer Arbeit von Nietert (1975) zur Bestimmung einer sog. Kompromißachse des Knies angewandt worden sind, weisen jedoch eine große Fehlerbreite auf (Nietert 1975; Rehder 1988), weil die ohnehin schon ungenaue Vermessung von nicht absolut vergleichbaren seitlichen Röntgenbildern durch anschließende Rechen- und Kurvenglättungsprogramme zu teilweise ganz erheblichen Differenzen führt.

Ein anderer Weg, der in jüngerer Zeit zur Beschreibung der komplizierten Kniebewegungen beschritten wurde, geht von folgender Überlegung aus: Die Kreuzbänder bestimmen aufgrund ihrer räumlichen Anordnung und unterschiedlichen Länge die Bewegungen des Knies und sind darüber hinaus für die Formgebung der Femurkondylen verantwortlich. Vereinfachend werden in dieser Modellvorstellung bei seitlicher Betrachtung des Kniegelenks das vordere und hintere Kreuzband als starre Stäbe angenommen, deren Länge, Ansatz und Ursprungsort bekannt sind (Menschik 1974; Börner et al. 1988). Mechanisch gesehen entsteht so ein überschlagenes Viergelenk. Die Verbindungslinie der tibialen Ansatzpunkte der Kreuzbänder, die „Koppel" des Viergelenkes, beschreibt bei der Beuge-Streck-Bewegung des Knies Koppelhüllkurven, die auffallend stark der Form der Femurkondylen entsprechen (Abb. 1 a).

Aus diesen Erkenntnissen wurde der Schluß gezogen, daß Lage, Länge, Ansatz und Ursprung der Kreuzbänder für die Formgebung der Femurkondylen verantwort-

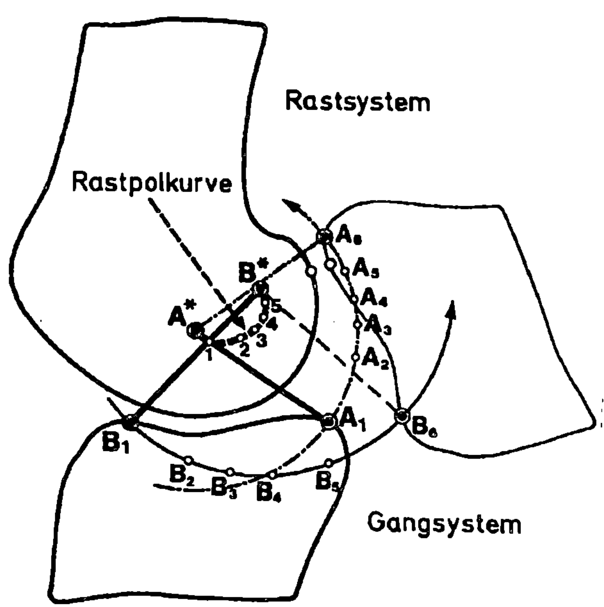

Abb. 1 a. Modell der Viergelenkkette nach Menschik: *A, B* Ursprung des vorderen und hinteren Kreuzbandes, *A1, B1* Ansatz des vorderen und hinteren Kreuzbandes, *A–A1* hinteres Kreuzband, *B–B1* vorderes Kreuzband, *A1–B1* Koppel. Der Oberschenkel wird als Rastsystem bezeichnet, der Unterschenkel als Gangsystem. Bewegt sich der Unterschenkel gegen den feststehenden Oberschenkel, bezeichnet man die Bahnkurve der momentanen Drehachse als Rastpolkurve

lich sind (Menschik 1974; Müller 1982). Dazu muß man anmerken, daß die Femurkondylen auch dann kaum eine wesentlich andere als die normale Form besitzen, wenn beide Kreuzbänder nicht angelegt sind (Noble 1975; Tolo 1981; Thomas et al. 1985)! Die Form der Femurkondylen ist in der Entwicklung bereits angelegt, bevor der Gelenkspalt sichtbar wird (Tillmann 1984). Außerdem findet man Abweichungen von dem Postulat Menschik's nicht nur an Einzelbeispielen von menschlichen Kniegelenken, sondern auch bei Tieren. Sonnenschein (1951) untersuchte z.B. das Knie des Feuersalamanders, das keine Kreuzbänder aufweist. Er fand, daß die Femurkondylen bei seitlicher Betrachtung denen des menschlichen Oberschenkels auffallend ähnlich sind. Trotz dieser Einschränkungen erlangten die Arbeiten von Menschik für die Konstruktion von Knieendoprothesen und für die Rekonstruktion des Kniebandapparates große Bedeutung.

Nach operativen Eingriffen an den Kniebändern galten und gelten z.T. heute noch immobilisierende Gipsverbände bis zu 8 Wochen als unverzichtbar, um eine Heilung der rekonstruierten Bandanteile zu ermöglichen. Diese Behandlungsart erfuhr eine revolutionäre Wandlung durch Arbeiten von Salter et al. (1975, 1978, 1980, 1983) über das Prinzip einer „continuous passive motion", einer frühzeitigen funktionellen Bewegungsbehandlung verletzter oder erkrankter Gelenke. Salter konnte im Tierexperiment an Kaninchen nachweisen, daß eine Immobilisation als Voraussetzung für die Heilung von Gelenkverletzungen und Läsionen des Bandapparates nicht nur unnötig ist, sondern sich in hohem Maße für den Gelenkknorpel schädlich auswirkt. Unter kontinuierlicher passiver Gelenkbewegung kam es dagegen zu einer nahezu vollständigen Ausheilung, z.B. von Defekten im Lig. patellae oder von Knorpelstanzdefekten in den Gelenkflächen. Gleichzeitig war unter dieser funktionellen Dauerbewegung die geordnete Ausrichtung verletzter Bandfasern in Richtung der zu erwartenden Zugspannungen zu beobachten. Bei Vergleichsgruppen, die immobilisiert waren, konnten schwere Zerstörungen des gesamten Gelenkknorpels beobachtet werden.

Die Übernahme des frühfunktionellen Behandlungskonzeptes in die Nachbehandlung von Kniebandverletzungen stellt an die Operationstechnik sehr hohe Anforderungen. Nur durch eine anatomisch absolut korrekte und isometrische Rekonstruktion der Kniebänder kann eine Wiederherstellung der Kniestabilität erreicht und eine Auslockerung der Bänder vermieden werden (Müller 1982).

Im Zusammenhang mit dem Wandel der Nachbehandlungskonzepte von immobilisierenden Gipsverbänden hin zu einer frühfunktionellen *Bewegungsbehandlung* waren die Untersuchungen von Henkemeyer u. Burri (1973), Burri et al. (1973), Burri u. Helbing (1977) sowie Spier u. Burri (1975) von großer klinischer Bedeutung. Die Autoren konnten an Leichenknieen nachweisen, daß in einem begrenzten Bewegungssektor von 20–60°-Kniebeugung keine wesentlichen Zugspannungen im Kniebandapparat auftreten. Diese Experimente bildeten die Grundlage eines „Bewegungsgipses", der die bisherigen Gipsverbände mit weitgehender Ruhigstellung des Kniegelenks ablösen sollte. Er bestand aus einer Ober- und Unterschenkelhülse, welche durch justierbare Scharniergelenke mit einstellbarem Bewegungssektor miteinander verbunden waren. Damit war erstmals eine funktionelle postoperative Übungsbehandlung rekonstruierter Kniebänder möglich.

Nach Einführung dieses einfachen „Bewegungsgipses" wurden Orthesen entwikkelt, die die Aufgabe der Schutzfunktion für die genähten oder plastisch ersetzten Bandstrukturen auf noch einfachere und elegantere Weise übernehmen sollten. Bei der Konzeption und der Verwendung dieser Hilfsmittel rückte die Frage nach der Kongruenz der Bewegungsachsen von Knie- und Orthesengelenken in den Vordergrund und regte zu weiteren Untersuchungen über die Kinematik des Kniegelenks und der Kniebänder an.

Dazu wurden verschiedene Wege beschritten. Sie stützten sich auf die röntgenkinematographischen Untersuchungen von Zuppinger (1904) und Nietert (1975) oder gründeten auf den mathematischen und geometrischen Methoden von Menschik (1974) und Kummer u. Yamamoto (1988) sowie der Theorie der bereits beschriebenen Viergelenkkette der Kreuzbänder.

Der Einsatz von Orthesen als Hilfsmittel in der Nachbehandlung von Kniebandverletzungen führte zur Entwicklung einer inzwischen kaum noch übersehbaren Menge unterschiedlichster Typen (Abb. 1 b). Gleichzeitig wurde ihre Indikation ausgeweitet, und zwar von der postoperativen Rehabilitation im Sinne von „Schutzschienen" über „funktionelle Schienen", die nach Beendigung der Rehabilitationsphase bei der Wiederaufnahme sportlicher Aktivitäten angelegt werden sollten, bis hin zu „prophylaktischen" Schienen für gesunde Leistungssportler, um möglichen Kniebandverletzungen vorzubeugen. Die zuletzt genannte Anwendung ist in den USA weit verbreitet. Mitteilungen im Schrifttum der letzten Jahre (Hewson et al. 1986; Garrick u. Requa 1987; Rovere et al. 1987; Teitz et al. 1987; Grace et al. 1988; France et al. 1987; Sitler et al. 1990) lassen jedoch erhebliche Zweifel am Sinn derartiger Orthesen aufkommen, weil bei Athleten, die damit ausgerüstet waren, Knieband-, Unterschenkel- und auch Sprunggelenkverletzungen *häufiger* beobachtet wurden als bei Sportlern ohne derartige Hilfen.

An der Vielzahl der Modelle und ihren sehr unterschiedlichen Konstruktionen läßt sich bereits die Unvollkommenheit der Systeme vermuten. Dabei stellt sich die Frage, ob „Konfektionsorthesen" den individuellen Bedürfnissen eines jeden Kniegelenks überhaupt gerecht werden können, weil bei der komplexen Kniebewegung bekanntlich große individuelle Unterschiede bestehen (Braune u. Fischer 1891; Groh 1955;

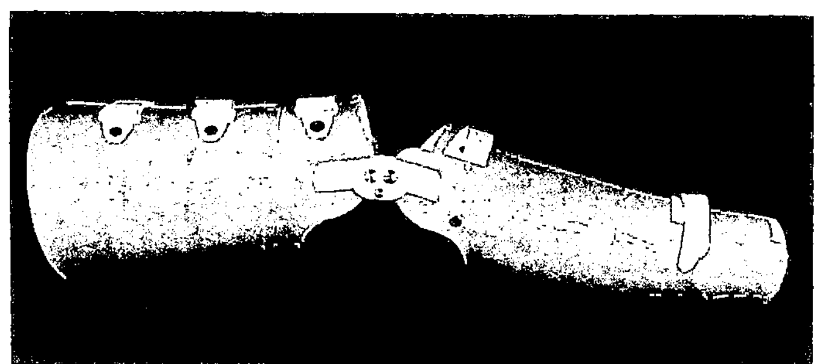

Abb. 1 b. Funktionelle Knieorthese (Iowa-Brace) zur frühfunktionellen Behandlung nach Kniebandoperationen. Die Schiene besteht aus Kunststoffhülsen für den Ober- und Unterschenkel, die über Zahnsegmentgelenke miteinander verbunden sind. Das Bewegungsausmaß der Gelenke kann mit Einsteckzapfen begrenzt werden

Walker et al. 1972, 1985; Blacharski et al. 1975; Nietert 1975; Lewis u. Lew 1978; Jäger u. Hassenpflug 1981; Rehder 1981; Andriacchi et al. 1983; Hoschek u. Weber 1984; Hoschek et al. 1985; Blankevoort u. Huiskes 1987; Blankevoort et al. 1988; Lengsfeld 1989). Im Zentrum des Interesses stehen nämlich der Wunsch und die Notwendigkeit nach möglichst guter Übereinstimmung der Gelenkachsen von Kniegelenk und Schiene während der Bewegung (Blauth u. Ulrich 1990; Blauth et al. 1990).

Es stellt sich dabei die Frage, ob eine weitgehende Kongruenz überhaupt erreicht werden kann. Die Größe dieses Problems geht allein schon aus der Tatsache hervor, daß im Schrifttum nicht einmal einheitliche Angaben über die „physiologische" Lage der Polkurven des Kniegelenks zu finden sind. Der Bewegungsablauf im Verhältnis zwischen Rotation und Translation unterliegt einer individuellen, offenbar ganz erheblichen Streubreite, wie dies u.a. Nietert (1975), Jäger u. Hassenpflug (1981), Blankevoort u. Huiskes (1987) sowie Blankevoort et al. (1988) beschrieben haben. Aus diesem Grunde ist es sehr fraglich, ob die durch Knieschienen imitierten Polkurven den physiologischen überhaupt entsprechen. Diese Unsicherheiten sind ein Grund dafür, daß von den Schienenherstellern exakte Anweisungen zur Justierung der Orthesen fehlen. Eng verbunden mit den ungelösten Problemen der Einstellung zum Kniegelenkdrehpunkt ist außerdem das Problem des unsicheren Schienenhaltes am Bein. Es haftet allen Modellen mehr oder weniger stark an (Bähler 1981; Bähler u. Munzinger 1984; Blauth u. Ulrich 1990; Blauth et al. 1990).

Neben der dauerhaften Kongruenz der Gelenkachsen von Knie- und Schienengelenk erwartet man von den Orthesen aber auch eine stabilisierende Wirkung bei Belastungen des Gelenks in der Frontal- und Sagittalebene. Dem kräftigen Zug der Quadrizepssehne sollte z.B. ausreichend Gegenhalt geboten werden, um bei Verletzungen des vorderen Kreuzbandes auch unter Belastung eine sichere Knieführung zu erhalten und ungünstige Kräfte auf die rekonstruierten Bandstrukturen sicher auszuschalten.

Roser et al. (1971), Hofmann et al. (1984), Baker et al. (1987), France et al. (1987), Paulos et al. (1987); Wojtys et al. (1987, 1990), Colville et al. (1989) sowie Rink et al. (1989) haben verschiedene Knieschienenmodelle untersucht, um ihre Leistungsfähigkeit in bezug auf die Führung in der Frontal- und Sagittalebene zu überprüfen. Sie fanden nur dann zufriedenstellende Werte, wenn die Schienen „lange Hebel" zum Unter- und Oberschenkel aufwiesen und darüber hinaus eine sog. Rahmenkonstruktion, d.h. eine starre Verbindung ihrer Gelenkanteile auf der Innen- und Außenseite bestand (Beck et al. 1986). Die Versuche wurden von einigen Autoren an Leichenknieen unternommen. Dabei wurde der Kniebandapparat schrittweise durchtrennt und der stabilisierende Einfluß verschiedener Orthesen gemessen. Andere Untersucher prüften die Orthesen an Probanden, bei denen eine Verletzung des vorderen Kreuzbandes nachgewiesen worden war. Eine *quantitativer* Vergleich der Ergebnisse ist nur bedingt möglich, weil die Versuchsbedingungen an Probanden und an Leichenkniegelenken nicht gleich sind. *Qualitativ* führten die Versuche aber zu ähnlichen Ergebnissen.

Für die Untersuchungen wurden Knietestgeräte (z.B. KT 1000, Fa. Medtronic, Cal. USA) benutzt. Diese Geräte können das Ausmaß einer Schubladenbewegung und die dafür erforderliche Kraft gleichzeitig registrieren (Daniel u. Rice 1979; Basset u. Fleming 1983; Nicholas 1983; Hofmann et al. 1984; Coughlin et al 1987; Edixhoven et al. 1987; Baker et al. 1987; Sherman et al. 1987; Wojtys et al. 1987; Millet u. Drez 1988; Daniel et al. 1989; Mishra et al. 1989; Rink et al. 1989; Sapega et al. 1990). Ihr Wert ist allerdings nicht unumstritten, weil die Zuverlässigkeit und Reproduzierbarkeit der Ergebnisse bezweifelt wird (Forster u. Warren-Smith 1989). Bei vergleichenden Untersuchungen mit unterschiedlichen Schienenmodellen stellte man einheitlich eine mäßige bis geringe Reduktion der vorderen Schubladenbewegung fest, und zwar in einem unteren Belastungsbereich einer Schubwirkung von 67 N. Bei höherer (89 N) oder maximaler Schubkraft war dagegen eine stabilisierende Wirkung einiger Orthesen überhaupt nicht mehr nachweisbar, bei anderen Modellen nur noch in geringem Umfang (Mishra et al. 1989)!

Im Gegensatz zu dem objektiv geringen Zugewinn an Stabilität gaben die Patienten jedoch eine wesentliche Verbesserung ihres Sicherheitsgefühls an (Basset u. Fleming 1983; Baker et al. 1987; Millet u. Drez 1988; Biedermann 1989; Mishra et al. 1989; Rink et al. 1989).

Die mangelnde Haftung von Knieschienen am Bein und ihr Verrutschen während der Kniebewegung werden neben der unzureichenden Kongruenz der Drehzentren von Knie- und Schienengelenk als besondere Schwachpunkte bezeichnet (Bähler 1981, 1988, 1989; Bähler u. Munzinger 1984; Blauth u. Ulrich 1990). Im Schrifttum finden sich aber nur sehr spärliche Hinweise darauf, ob und in welchem Ausmaß fehlerhaft angelegte oder verrutschte Orthesen mit dezentrierten Gelenkachsen *schädliche Auswirkungen* auf einen operativ rekonstruierten Kniebandapparat haben können. Regalbuto et al. berichteten 1989 über Untersuchungen an 3 Probanden, denen Knieführungsschienen angelegt worden waren. Sie registrierten mit Hilfe von Meßfühlern Zwangskräfte zwischen Knieschiene und Bein, die während aktiver Kniebewegungen auftraten. Dabei fanden sie eine eindeutige Abhängigkeit der Größe der Zwangskräfte von der Art der Gelenkkonstruktion der Schienen sowie dem Sitz der Schienengelenke. Untersuchungen über die möglichen Auswirkungen auf den Kniebandapparat wurden aber nicht durchgeführt.

Nach allen bisherigen Erkenntnissen bleibt die Frage nach dem *Sinn von Knieorthesen* und danach, ob sie sich möglicherweise sogar ungünstig auf den Kreuzbandapparat auswirken können weiterhin unbeantwortet.

Die vorliegenden Untersuchungen sollen der Klärung dieser Frage dienen. *Hauptziel der Arbeit* ist es, den Einfluß von Knieorthesen auf die Spannung der Kreuzbänder festzustellen. Die Untersuchungen sind von besonderer *klinischer Bedeutung*, weil Knieschienen sehr häufig eingesetzt werden und unklar ist, ob dadurch nicht schädliche Zugspannungen in den Kreuzbändern entstehen können. Darüber hinaus kommt den Untersuchungen auch eine große *ökonomische Bedeutung* zu, weil Knieschienen einen erheblichen Kostenfaktor darstellen.

1.1 Fragestellungen

Folgende Fragen sollen beantwortet werden:

1. Wo liegen die medialen und lateralen Referenzpunkte für die Achse des Kniegelenks? Ihre Kenntnis ist für die genaue Justierung von Schienengelenken unerläß-

lich. Die Referenzpunkte sollten ohne Einsatz von Röntgentechnik, wie z.B. beim Verfahren der Röntgenkinematographie, gefunden werden.

2. Welche Bewegungsbahnen (Polkurven) vollziehen die heute verfügbaren Schienengelenke? Wo liegt ihr Kompromißachsenpunkt?

3. Welche Toleranzen können bei der Anpassung von Schienengelenken hingenommen werden? Lassen sich Schienengelenke bei Kenntnis ihrer Kompromißachsenpunkte besser justieren?

4. Wie wirken sich Schienengelenke unterschiedlicher Konstruktion auf das Spannungsverhalten des vorderen und hinteren Kreuzbandes am Leichenknie aus?

5. Kann eine Kontrollmöglichkeit entwickelt werden, um das Spannungsverhalten der Kreuzbänder am Probanden zu prüfen?

6. Wie lassen sich die experimentell gewonnenen Erkenntnisse auf Patienten übertragen?

2 Methodik

Für die Einjustierung von Knieorthesen benötigt man Bezugspunkte am Kniegelenk in Form einer Querachse des Kniegelenks. Das menschliche Kniegelenk besitzt jedoch keine feste Achse, sondern eine Drehachse, die während der Beugung nach hinten wandert (Fick 1904; Fischer 1907; Frankel 1971; Huson 1974). Dabei bestehen offenbar große individuelle Unterschiede. Aus diesen Gründen wird bei der Anpassung von Gelenkschienen nach einer „Kompromißachse" gesucht, die den natürlichen menschlichen Verhältnissen möglichst nahekommt. Diese Aufgabe muß zunächst gelöst werden.

2.1 Bestimmung der „Kompromißachse"

Es wird ein spezieller Meßaufbau entwickelt, mit dessen Hilfe der Austrittspunkt der Achse auf der Innen- und Außenseite eines Leichenkniegelenks zu bestimmen ist. Aus methodischen Gründen wird ein eingeschränkter Bewegungssektor zwischen 90°-

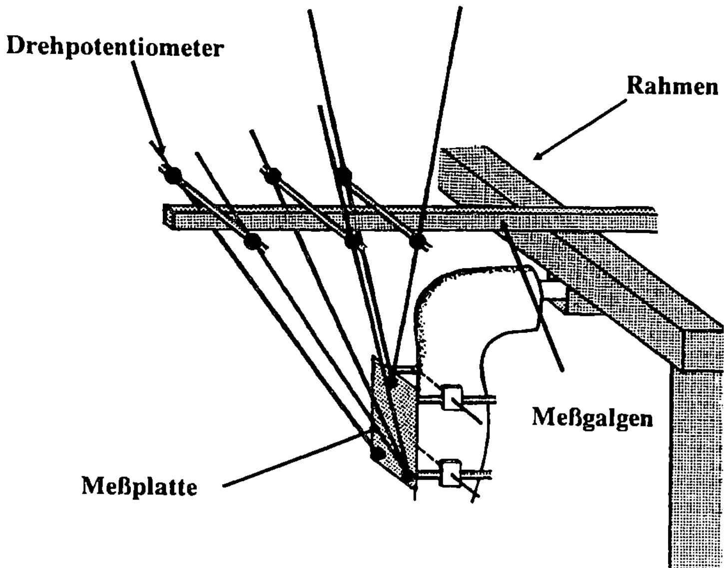

Abb. 2. Versuchsaufbau zur Bestimmung der Kompromißachse eines Kniegelenks. Das Amputat ist in der Meßvorrichtung eingespannt. Die Tibia ist mit der Meßplatte fest verbunden. Die Gewindestangen sind von der Meßplatte zum Meßgalgen geführt und werden dort an den Drehpotentiometern vorbeigeführt

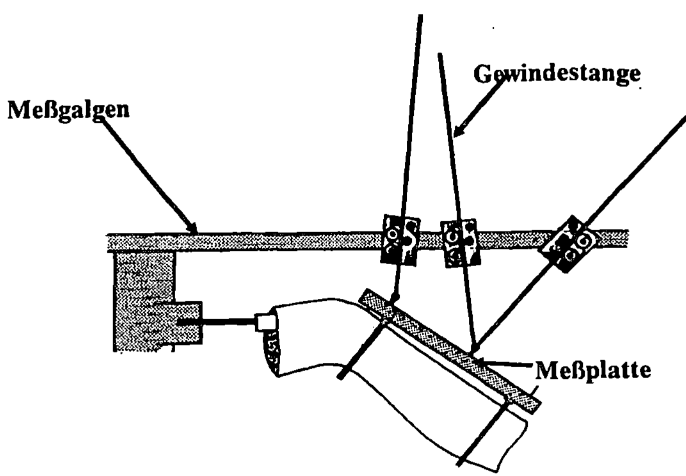

Abb. 3. Schematische Darstellung des Versuchsaufbaus zur Kompromißachsenbestimmung des Kniegelenks. Das Amputat ist unter dem Meßgalgen fixiert und über die Meßplatte mit der Meßvorrichtung verbunden. Die Gewindestangen werden von der Meßplatte zum Meßgalgen geführt

Beugung und vollständiger Streckung gewählt. Die ermittelten Achsenpunkte werden als Kompromißachsenpunkte bezeichnet.

Der Meßaufbau hat folgende Anordnung: In einem stabilen Rahmen ist eine Halterung montiert, in der horizontal das Femur eines Oberschenkelamputates fest eingespannt werden kann. Die Tibia das Amputates kann aus der Streckung bis zu einem Winkel von 90° vertikal nach unten gebeugt werden. Mit Hilfe von Steinmann-Nägeln und einem Fixateur externe wird eine Metallplatte auf der Tibia befestigt. Auf dieser Platte befinden sich 3 Kugelgelenke, die in einem gleichschenkligen Dreieck angeordnet sind. Die Platte ist starr mit der Tibia verbunden, so daß alle Bewegungen der Tibia im Raum von der Meßplatte mitverfolgt werden. Die Platte kann damit stellvertretend für die Tibia angesehen werden.

Oberhalb des fest und horizontal eingespannten Femur wird ein ebenfalls horizontal ausgerichteter Meßgalgen befestigt. An diesem Meßgalgen sind links und rechts jeweils 3 Kugelgelenke ortsfest angebracht (Abb. 2). An den Kugelgelenken auf der Tibiaplatte werden insgesamt 6 Gewindestangen fixiert, 2 an jedem Kugelgelenk. Diese Gewindestangen werden mit ihrem freien Ende in einer Halterung geführt, die fest mit den Kugelgelenken am Meßgalgen verbunden ist (Abb. 3).

Wenn die Abstände der Kugelgelenke auf der Meßplatte über der Tibia zu den Kugelgelenken am Meßgalgen, also die Längen der Gewindestangen bekannt sind, können die Positionen der Kugelgelenke auf der Meßplatte und damit auch die Stellung der Tibia im Raum errechnet werden. Bei der Tibiabewegung schieben sich die Gewindestangen in einer Halterung an den Kugelgelenken am Meßgalgen vorbei. In der Halterung befindet sich ein Drehpotentiometer mit einem Schneckenrad. 2 Führungsrollen sichern den exakten Eingriff des Schneckenrades in die Gewindestange (Abb. 4). Die Längenänderung der Gewindestange bei der Bewegung der Meßplatte

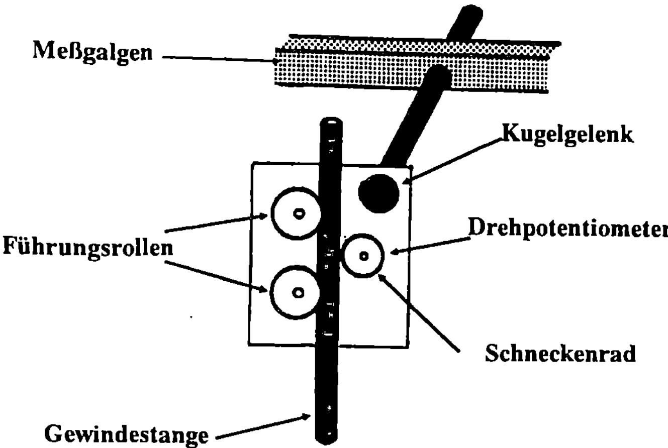

Abb. 4. Teilansicht der Meßvorrichtung am Meßgalgen. Abgebildet ist eine Gewindestange, die über Rollen an einem Drehpotentiometer vorbeigeführt wird. Die Meßvorrichtung ist über ein Kugelgelenk frei beweglich aufgehängt

unter dem Meßgalgen wird über die Drehpotentiometer registriert und direkt an einen Personalcomputer (PC) weitergeleitet. Damit lassen sich die Bahnkurven der Kugelgelenke auf der Meßplatte kontinuierlich bestimmen.

Die gewonnen Meßdaten von 3 Punkten auf einer gedachten Tibia beschreiben bei der Beuge-Streck-Bewegung des Unterschenkels gegen den Oberschenkel eine Bewegungsbahn der Tibia, aus der bei zweidimensionaler Betrachtung auf den momentanen Drehpunkt geschlossen werden kann.

Die Meßvorrichtung erlaubt zusätzliche Aussagen über die Lage der Achse im Raum, das Ausmaß der Achsenabweichung des Unterschenkels im Varus- und Valgussinne und die Rotation des Unterschenkels gegenüber dem Oberschenkel, weil die Lageänderung des Unterschenkels *räumlich* und nicht nur zweidimensional in einer Ebene betrachtet werden kann.

Die dreidimensionale Bewegung der 3 Kugelgelenke auf der Meßplatte wird mit einem speziellen Rechenprogramm in eine Ebene parallel zum Meßgalgen und zum Femur projiziert. In dieser Ebene wird derjenige Punkt bestimmt, der während der Bewegung die kleinste Lageveränderung erfährt, oder es wird der kleinste, diesen Punkt umhüllende Kreis angegeben.

Die Ebene wird einmal auf der lateralen und einmal auf der medialen Seite der Amputate in Höhe der Femurepikondylen festgelegt. Eine 3. Ebene wird durch die Mitte des Meßgalgens gelegt. So werden 2 Kompromißachsenpunkte errechnet, deren Verbindung als Kompromißachse bezeichnet wird.

Das für diese Untersuchungen entwickelte Rechenprogramm verfolgt die Veränderungen der Raumkoordination der beschriebenen Meßpunkte während der Kniebewegung und setzt die in Relation zu einem Ausgangsmeßpunkt. Die weiteren Berechnungen beziehen sich dann immer auf diesen Ausgangspunkt. Für jeden Bewegungsschritt kann so eine Achse errechnet werden, um die die Bewegung stattfindet. Der

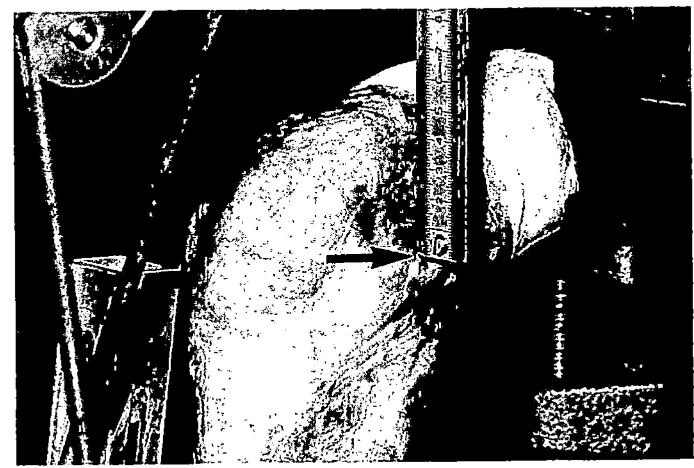

Abb. 5. Meßaufbau zur Bestimmung der Kompromißachse des Kniegelenks. Das Amputat ist in der Meßvorrichtung eingespannt. Die Meßplatte ist auf der Tibia fixiert und über Gewindestangen mit den Drehpotentiometern verbunden. Die experimentell ermittelten Achsenpunkte auf den Innen- und Außenseite des Kniegelenks werden mit Hilfe der am Meßgalgen fixierten Meßeinheit direkt auf das Amputat übertragen *(Pfeil)*

über den PC errechnete Kompromißachsenpunkt wird jeweils in einer parallel zum Meßgalgen projizierten Ebene betrachtet. Ihr Abstand von der Mittellinie kann im Rahmen des Rechenprogrammes variiert werden, so daß sie der tatsächlichen Breite der unter dem Meßgalgen befindlichen Femurkondylen entspricht. Auf diese Weise ist eine direkte Projektion des ermittelten Kompromißachsenpunktes auf die Femurkondylen und eine entsprechende Markierung möglich (Abb. 5).

Mit der Methode ist theoretisch die Berechnung einer momentanen Drehachse möglich. Die *Meßungenauigkeiten* bei der Bestimmung der Länge der Gewindestangen mit den Drehpotentiometern sind mit *weniger als 0,3 mm* gering. Dennoch führt diese Ungenauigkeit im Rahmen des erforderlichen Rechenprogramms durch mehrfache Fehlerverstärkung zu so großen Streuungen, daß eine genaue Angabe einer momentanen Drehachse problematisch wäre.

Aus diesem Grunde wird die Berechnung einer *Kompromißachse* vorgezogen. Hierbei wird derjenige Punkt errechnet, der während der Bewegung zwischen 0 und 90° die geringste Lageänderung zeigt. Es kann auch der kleinste, ihn umhüllende Kreis angegeben werden.

2.2 Meßgenauigkeit

In Vorversuchen werden Gelenke mit bekannter Drehachse untersucht, um die Genauigkeit, Reproduzierbarkeit und Verläßlichkeit der beschriebenen Methode zu prüfen. Dazu werden einfache Scharniergelenke und Zahnsegmentgelenke verwendet. Bei diesen Gelenken handelt es sich um eine Getriebekonstruktion, wobei 2 Zahnräder aufeinander abrollen (Abb. 16). Die Gelenke werden ebenso wie die Amputate in die Meßapparatur eingespannt. Ihre Schenkel werden auf der einen Seite starr mit dem Meßgalgen, auf der anderen Seite mit der Meßplatte verbunden. Der Achsenpunkt der jeweiligen Gelenke kann mit einem Meßfehler von ± 1 mm genau bestimmt werden. Für die Versuche kommt es darauf an, die *Lage der Achse im Raum* genau zu bestimmen, und zwar sowohl bei Achsenabweichungen des Beines im Varus- und Valgussinne als auch bei Rotation des Beines unter dem Meßgalgen. Auch hierbei können im Rahmen von Vorversuchen Meßgenauigkeiten in einer Größenordnung von ± 1 mm erreicht werden. Damit ist eine zuverlässige Lageangabe einer gesuchten Achse im Raum möglich.

2.3 Dreidimensionale Bestimmung der Kompromißachse am Leichenknie

Nach Absicherung der Meßgenauigkeit wird das erarbeitete Modell am Leichenknie verwendet. Es werden überwiegend tiefgefrorene, für die Versuche 12 h vorher aufgetaute Oberschenkelamputate von Patienten mit arteriellen Durchblutungsstörungen und altersüblichen degenerativen Veränderungen verwendet. Die Amputate werden so in der Meßeinrichtung fixiert, daß die Beinachse in Streckstellung gerade unter dem Meßgalgen ausgerichtet ist und der Unterschenkel bei 90° gebeugtem Kniegelenk vertikal hängt. In die Markhöhle von Femur und Tibia wird jeweils eine Messingstange einzementiert, über die die Meßapparatur später mit Hilfe eines Fixateur externe möglichst starr mit dem Präparat verbunden werden kann. Die Haut wird abpräpariert, die Muskulatur und der gesamte Kniebandapparat bleiben unversehrt (Abb. 6).

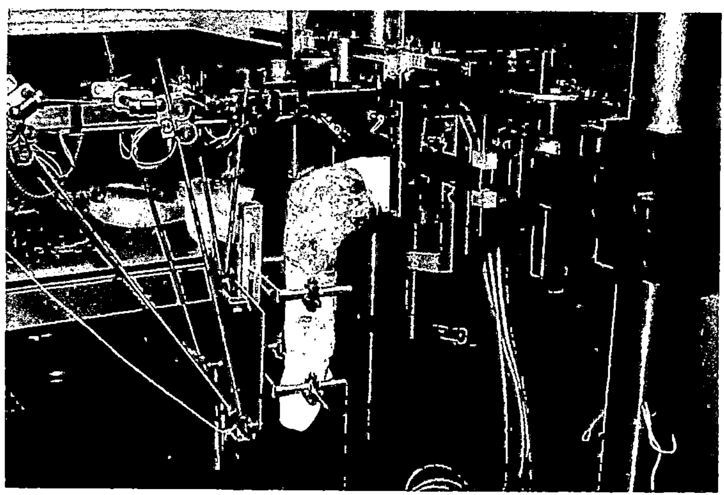

Abb. 6. Das Amputat ist in der Meßvorrichtung eingespannt und über einen Fixateur externe mit der Meßplatte verbunden. Abgebildet sind die Meßplatte und die Gewindestangen, die zu den Drehpotentiometern führen. Die Meßeinheit zur Markierung des Kompromißachsenpunktes ist am Meßgalgen befestigt

Der Unterschenkel wird über einen Fixateur externe mit der Meßplatte verbunden. Anschließend werden die Amputate in Bewegungsschritten von 5° aus der 90°-Beugeposition in die vollständige Streckung geführt. Hierbei registrieren die 6 Drehpotentiometer die Veränderung der Raumkoordinaten der Kugelgelenke auf der Meßplatte. Diese Daten werden direkt in einen PC eingelesen. Die errechneten Koordinaten für die Kompromißachsenpunkte werden mit Hilfe einer am Meßgalgen installierten Meßeinrichtung direkt auf das untersuchte Präparat übertragen. Nach mehrfacher Überprüfung und Wiederholung der Versuche werden die errechneten Kompromißachsenpunkte mit Kirschner-Drähten auf dem Präparat markiert.

2.4 Röntgenologische Vermessung der Kompromißachse

Zur Dokumentation der experimentell ermittelten Kompromißachse werden Röntgenaufnahmen in 2 Ebenen angefertigt. Die seitlichen Aufnahmen werden dabei so eingestellt, daß sich medialer und lateraler Femurkondylus übereinander projizieren. Die orthograd getroffenen Kirschner-Drähte zeigen den Kompromißachsenpunkt an. Zur Vermessung werden Röntgenpausen angefertigt, auf denen medialer und lateraler Femurkondylus getrennt dargestellt sind (Abb. 7). Die Kompromißachsenpunkte werden mit Hilfe von speziellen Meßschablonen bestimmt. In einem Koordinatenkreuz, dessen eine Achse parallel zur Femurachse ausgerichtet ist, wird die Lage der Kompromißachsenpunkte in vertikaler und sagittaler Richtung in Bildmillimetern vermessen (Abb. 8).

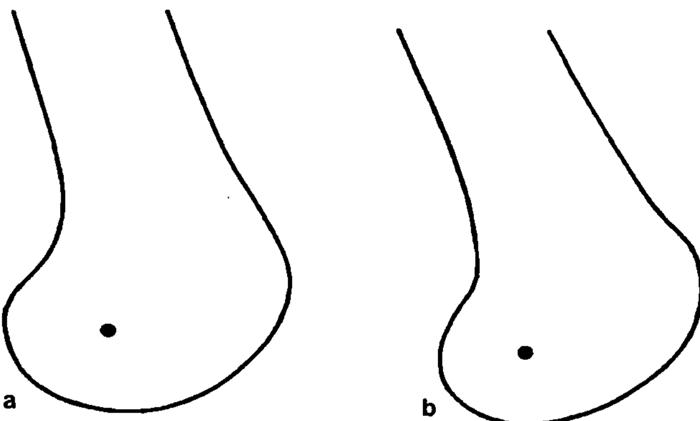

Abb. 7 a, b. Seitliche röntgenologische Darstellung der Kompromißachsenpunkte am Femur lateral (**a**) und medial (**b**). Zur genaueren Vermessung wurden medialer und lateraler Femurkondylus durch Röntgenpause voneinander getrennt dargestellt

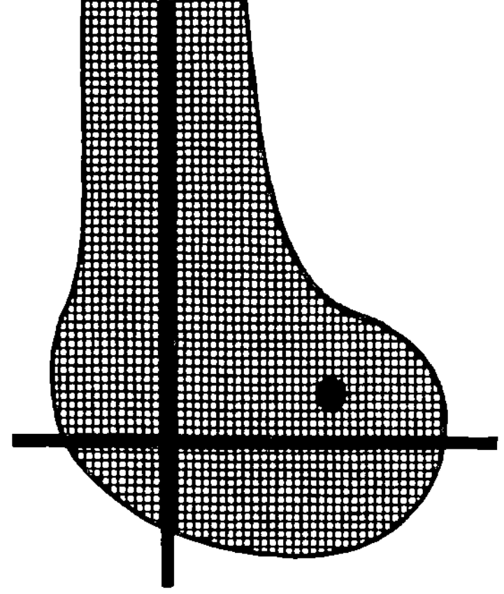

Abb. 8. Meßschablone zur Vermessung des Kompromiß-achsenpunktes. Über die Umrisse des distalen Femur ist ein Millimeterraster gelegt. Das Raster ist so ausgerichtet, daß die *Ordinate* in der Längsrichtung des Femur ver-läuft. Die Lage des Kompromißachsenpunktes *(Punkt)* wird in vertikaler Richtung von der distalen Kondylenbe-grenzung gemessen. In sagittaler Richtung wird der Ab-stand nach vorne und hinten am breitesten Kondylen-durchmesser ermittelt

2.5 Relative Spannungsmessung
im vorderen und hinteren Kreuzband

Nach experimenteller Bestimmung und Vermessung der Kompromißachse wird auch am Femurteil ein Fixateur externe angebracht, mit dem das Präparat starr in einem Rahmen befestigt werden kann (Abb. 9). Ziel der Versuche ist es, den Spannungs-verlauf im vorderen Kreuzband bei passiv geführter Bewegung zwischen 0 und 90° verfolgen zu können. Hierfür wird ein spezielles Zielgerät entwickelt, womit ein 1 mm starkes, gedrehtes Stahlseil zentral durch das vordere Kreuzband vom Schien-beinkopf aus durchgebohrt werden kann (Abb. 10). Zunächst wird ein 1,8 mm-Kirschner-Draht vorgebohrt (Abb. 11), an seinem Ende das Stahlseil befestigt und dann durch das Kreuzband gezogen. Dieses Stahlseil wird lateral aus dem Knochen herausgeführt (Abb. 12). An der Eintrittsstelle in die Tibia wird das Seil mit einem Zugaufnehmer (Fa. A. M. Erichsen GmbH, 5600 Wuppertal, Modell 717, 1000 N) versehen und am distalen Femur rutschfest verschraubt.

Grundlage für den Einsatz der Meßvorrichtung sind Vorversuche, in denen nach-gewiesen werden kann, daß die Dehnbarkeit des vorderen Kreuzbandes doppelt so groß ist wie die des verwendeten Stahlseiles. Dieses Verhalten wird durch die verlän-gerte Meßstrecke des Stahlseiles gegenüber der Länge des vorderen Kreuzbandes vollständig kompensiert, da die Meßstrecke mehr als doppelt der Länge des vorderen Kreuzbandes beträgt (Abb. 12). Vereinfachend wird dabei also die Dehnung des Stahlseiles der Dehnung des vorderen Kreuzbandes gleichgesetzt.

Die Spannung des Stahlseiles wird so eingerichtet, daß beim Anhaken des vorde-ren Kreuzbandes mit einem Tasthäkchen keine Spannungsdifferenz zwischen Kreuz-band und Stahlseil erkennbar ist. Anschließend werden Spannungskurven für das vor-dere Kreuzband bei passiver Gelenkbewegung zwischen 90°-Beugung und vollständi-ger Streckung aufgezeichnet.

In gleicher Technik wird ein Stahlseil zentral durch das hintere Kreuzband gebohrt (Abb. 13), damit auch Aussagen über dessen Spannungsverlauf möglich sind. Das Seil wird an seinem Austritt am medialen Femurkondylus ebenfalls mit einem Zug-

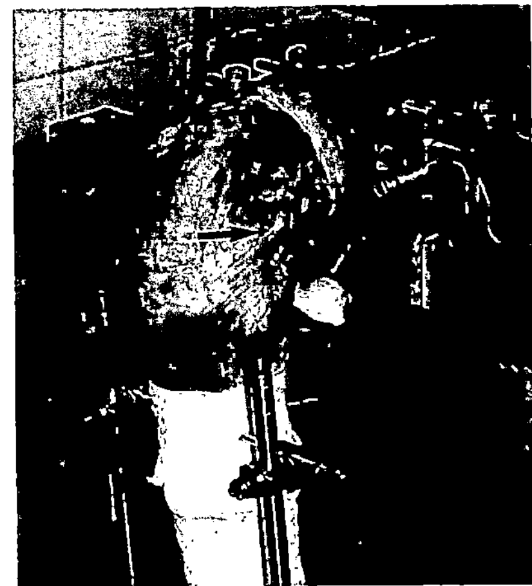

Abb. 9. Versuchsaufbau zur relativen Spannungsmessung im vorderen und hinteren Kreuzband. Femur und Tibia sind mit einem Fixateur externe versehen, das Femur ist starr fixiert. Der Kompromißachsenpunkt ist mit einem Kirschner-Draht *(Pfeil)* markiert

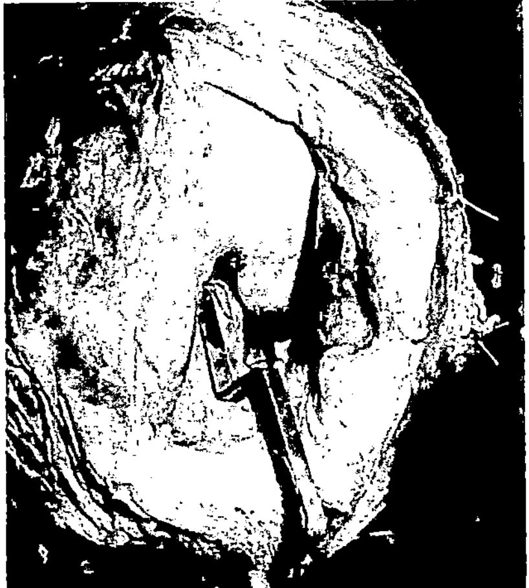

Abb. 10. Das Kniegelenk ist von medial eröffnet. Auf das vordere Kreuzband ist das Zielgerät aufgelegt, mit dessen Hilfe der Meßdraht zentral durch das Kreuzband gebohrt wird

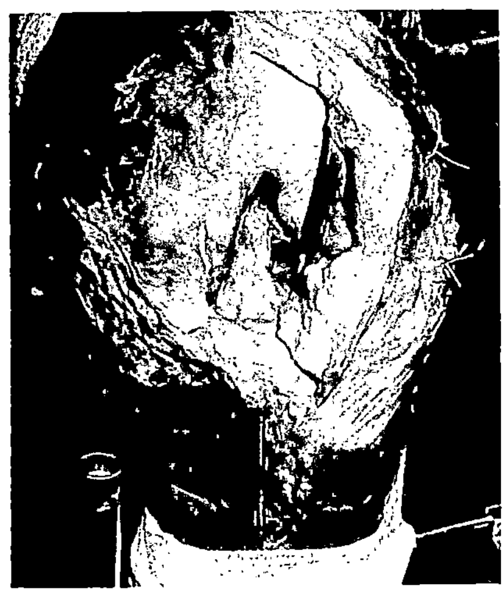

Abb. 11. Die zentrale Lage des Meßdrahtes im vorderen Kreuzband wird mit einem Kirschner-Draht bestimmt. An diesem Draht wird der Meßdraht befestigt und in das Kreuzband eingezogen

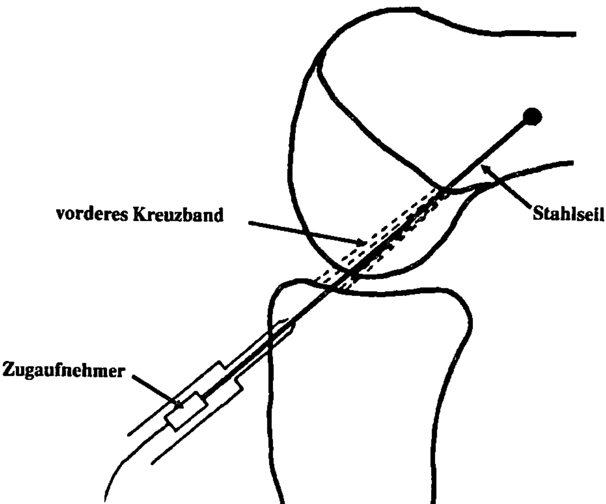

Abb. 12. Schematische Darstellung der Länge des vorderen Kreuzbandes und der tatsächlichen Meßstrecke der implantierten Meßdrähte bei relativer Spannungsmessung. Die Länge des Meßdrahtes beträgt mehr als das Doppelte der Länge des vorderen Kreuzbandes

aufnehmer versehen und danach rutschfest am hinteren Tibiakopf verschraubt (Abb. 14). Es wird so gespannt, daß sich bei manueller Betastung des hinteren Kreuzbandes keine Spannungsdifferenz zwischen Kreuzband und Stahlseil ergibt.

Nach Einjustierung der Dahtspannung im vorderen und hinteren Kreuzband, können simultan Spannungskurven für beide Bänder am unbelasteten Präparat bei passiver Bewegung zwischen 90°-Beugung und voller Streckung aufgenommen werden.

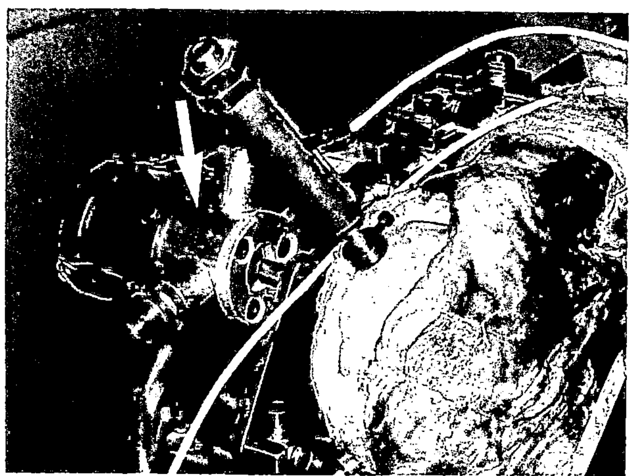

Abb. 13. Teilansicht des Versuchsaufbaus zur simultanen Spannungsmessung im Kreuzband und gleichzeitigen Messung äußerer Zwangskräfte mit „Meßtöpfen". Dargestellt sind ein „Meßtopf" *(Pfeil)* und der Zapfen, der zentral in ihn eingreift und damit eine scharnierartige Verbindung zwischen Ober- und Unterschenkel bewirkt

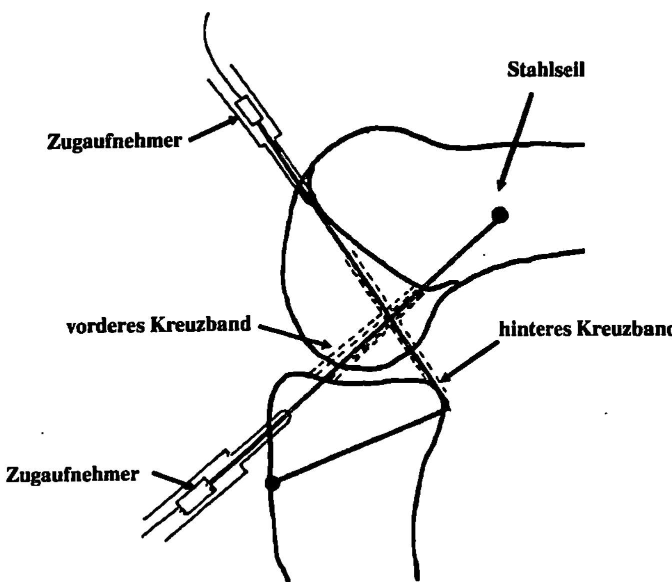

Abb. 14. Schematische Darstellung des Verlaufs der implantierten Meßdrähte zur relativen Spannungsmessung im vorderen und hinteren Kreuzband. Die Drähte verlaufen zentral in den Kreuzbändern. Der Meßdraht für das vordere Kreuzband ist am distalen Femur lateral verschraubt, an der tibialen Seite ist ein Zugaufnehmer befestigt. Der Meßdraht im hinteren Kreuzband ist an der proximalen Tibia verschraubt, an seinem Austritt am distalen Femur medial ist ebenfalls ein Zugaufnehmer befestigt

2.6 Methodenkritik

Die Verwendung eines zentral im Kreuzband gelegenen Stahlseiles zur Spannungsmessung ist natürlich nicht geeignet, *absolute Werte* über die tatsächlich auf das Band einwirkenden Kräfte zu liefern. Auch können nur *Spannungen*, aber keine *Entspannungen* unter einem vorgegebenen Niveau gemessen werden. Die Einstellung eines Nullpunktes ist willkürlich.

Direkte Spannungsmessungen sind andererseits aber nicht unproblematisch, weil die Anatomie der Kreuzbänder mit ihren unterschiedlich langen und umeinander torquierten Faserbündelanteilen, sehr komplex ist.

Je nach Lage der Meßfühler, z.B. anteromedial oder zentral oder posterolateral kommt man zu sehr unterschiedlichen Ergebnissen. Die Versuche sind außerdem nicht sicher reproduzierbar, weil sich die Befestigung von Meßfühlern direkt auf den Kreuzbändern als sehr schwierig erwiesen hat. So läßt sich z.B. nicht mit Sicherheit sagen, ob nur anteromediale Faserbündel oder auch andere Bestandteile miterfaßt wurden (Wirth et al. 1984; Hertel 1980; Markolf et al. 1990).

Für die vorliegenden Untersuchungen steht die Frage einer *relativen Spannungsänderung* der Kreuzbänder bei äußerer Führung des Gelenks ganz im Vordergrund. Auf die Entfernung der Kreuzbänder und ihren Ersatz durch Meßdrähte wird bewußt verzichtet, weil die Kniegelenkkinematik bei erhaltenen Kreuzbändern am wenigsten gestört ist. Die **relative** Spannungsmessung wird bevorzugt, weil in Vorversuchen nachgewiesen werden konnte, daß eine Beeinflussung der Kniegelenkkinematik durch die implantierten Stahlseile nicht stattfindet. Die vereinfachte Betrachtung von Spannungsänderungen in den Kreuzbändern mit Hilfe nur *eines* Stahlseiles ist deshalb angebracht, weil plastisch ersetzte Kreuzbänder nicht wie ein natürliches Kreuzband aufgebaut sind und vereinfachend mit einem Kabel verglichen werden können. Unter diesen Voraussetzungen erscheinen der gewählte Versuchsaufbau brauchbar und die abgeleiteten Vereinfachungen erlaubt.

2.7 Messung von Zwangskräften bei äußerer Führung des Kniegelenks

Von großem Interesse ist nun die Frage, ob und in welcher Größenordnung sich das Spannungsverhalten der Kreuzbänder verändert, wenn von außen Kräfte auf das Gelenk einwirken.

Um dies zu klären, wird an dem Fixateur externe, mit dem der Oberschenkelknochen starr fixiert ist, ein „Meßtopf" auf der Innen- und Außenseite angebracht und zwar zunächst direkt auf Höhe der zuvor ermittelten Kompromißachsenpunkte (Abb. 10). Der „Meßtopf" besitzt Druckaufnehmer (Miniatur-Kraftaufnehmer 2 KN, Fa. Burster GmbH + Co. KG, 76593 Gernsbach), die in einem Winkel von 120° zueinander versetzt angeordnet sind. Sie können einwirkende Druckkräfte direkt registrieren. Durch die vorgegebene Anordnung der Kraftaufnehmer zueinander läßt sich außer der Größe auch die Richtung des jeweiligen Kraftvektors berechnen.

Am Unterschenkelteil des Fixateur-externe-Rahmens ist ein Zapfen befestigt, der in den „Meßtopf" eingreift und eine scharnierartige Bewegung zuläßt. Mit dieser Montage werden anschließend Zwangskräfte, die bei geführter Bewegung zwischen 90°-Beugung und vollständiger Streckung in den Meßtöpfen auftreten, gemessen. Simultan dazu wird die Spannungsänderung im vorderen und hinteren Kreuzband aufgezeichnet.

Die gewonnenen Meßdaten werden in einen PC eingelesen und direkt auf einem Bildschirm graphisch dargestellt (Abb. 15). Damit können die Spannungsverläufe im vorderen und hinteren Kreuzband sowie die Zwangskräfte in den Meßtöpfen auf der medialen und lateralen Seite des untersuchten Präparates erfaßt werden. Zusätzlich lassen sich Richtung und Größe der ermittelten Zwangskräfte graphisch in einem Kreisdiagramm darstellen (Abb. 15). Die Abbildung der Kreisdiagramme wird für Innen- und Außenseite einheitlich vorgenommen. Ihre horizontale Achse entspricht dabei der Längsachse des Femurs.

Der Oberschenkelknochen ist dabei so ausgerichtet, daß die Femurkondylen nach rechts weisen. Damit ist eine sofortige Kontrolle und Analyse der laufenden Untersuchungen möglich.

Nach der Eingangsregistrierung der Zwangskräfte mit Hilfe der Meßtöpfe bei Zentrierung auf den zuvor ermittelten Kompromißachsenpunkt, werden die Meßtöpfe um jeweils 5 mm verschoben, und zwar nach proximal, distal, dorsal und ventral. Ein weiteres Verschieben über 5 mm hinaus erweist sich als nicht zweckmäßig, denn es treten Bewegungseinschränkungen der Präparate auf, weil entweder die Gelenkpart-

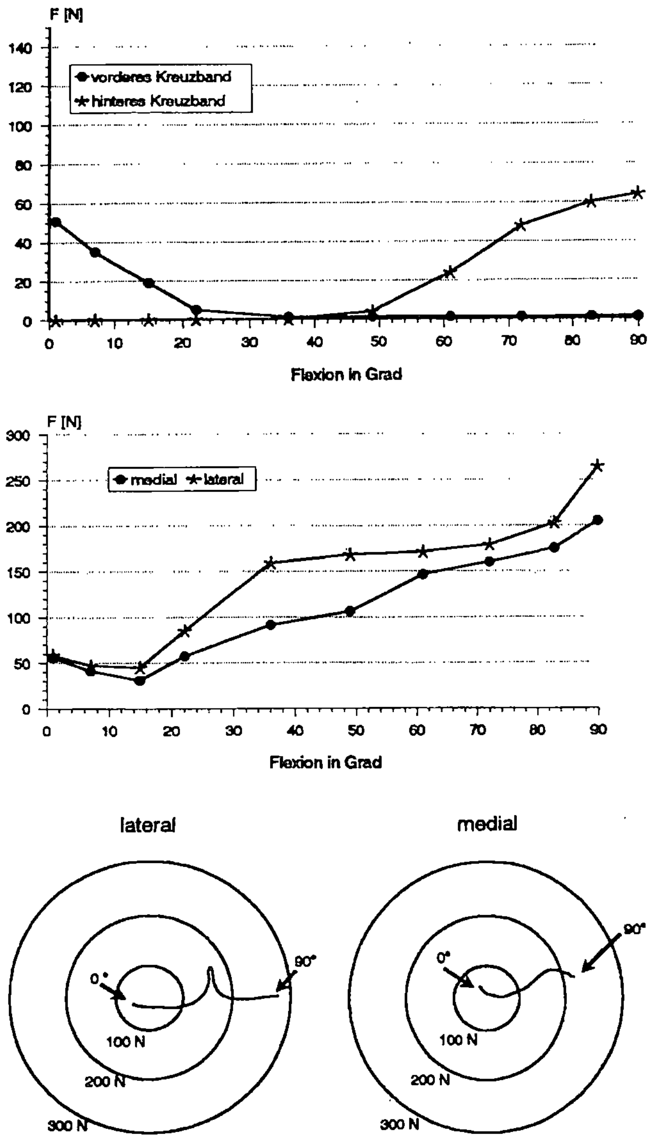

Abb. 15 a–c. Optische Versuchskontrolle bei simultaner Messung der relativen Spannung im vorderen und hinteren Kreuzband (**a**). Daneben dargestellt sind die Zwangskräfte, die in den Meßtöpfen medial und lateral registriert werden (**b**). Die Größe und Richtung der Zwangskräfte kann zusätzlich in einem Kreisdiagramm für medial und lateral getrennt betrachtet werden (**c**)

ner aufeinandergepreßt werden und das Gelenk dabei blockiert, oder weil übermäßige Zugspannungen in den Kniebändern auftreten. Außerdem werden dabei so hohe Zwangskräfte registriert, daß ein einwandfreies Arbeiten mit der Meßvorrichtung nicht mehr gewährleistet ist: Die Apparatur verbiegt sich. Die durch Verschiebung der Meßtöpfe nach kranial, kaudal, dorsal und ventral ermittelten Zwangskräfte und

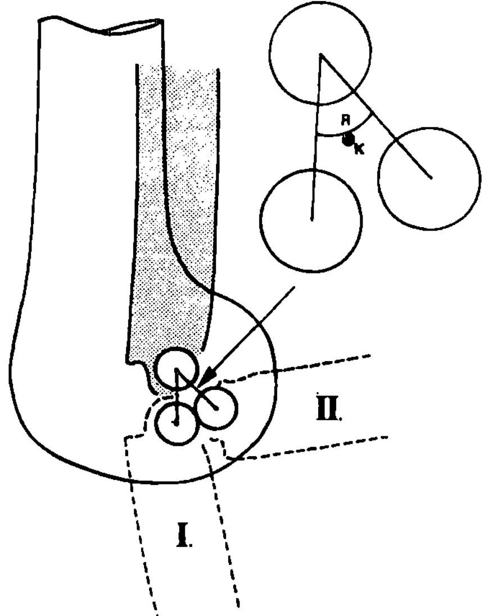

Abb. 16. Bewegungsablauf eines Zahnsegmentgelenks. Die momentane Drehachse bewegt sich auf einem Kreisbogen *(R)*. Zusätzlich dargestellt ist der Kompromißachsenpunkt dieses Zahnsegmentgelenks *(k)*

die dazugehörigen Spannungskurven im vorderen und hinteren Kreuzband werden simultan registriert und graphisch ebenso wie die dazugehörigen Kreisdiagramme der Vektoren der ermittelten Zwangskräfte auf dem Bildschirm dargestellt.

Im Anschluß an diese Versuche werden anstelle der Meßtöpfe verschiedene handelsübliche Schienengelenke an dem Fixateur externe befestigt. Zuvor wird die Gelenkmechanik dieser Getriebekonstruktionen untersucht. Es handelt sich dabei um die gebräuchlichsten auf dem Markt zu findenden Systeme, nämlich ein Scharniergelenk, ein Zahnsegmentgelenk und ein sog. Viergelenkgetriebe.

Beim Zahnsegmentgelenk rollen 2 Zahnräder in einem Getriebekasten aufeinander ab. Bei einem bestimmten Beugewinkel dreht sich der Getriebekasten jeweils um den halben Winkel (Abb. 16). Die Bahnkurve der momentanen Drehachse dieses Gelenks (Polkurve) verläuft auf einer Kreisbahn zwischen den beiden Zahnrädern und legt bei einem Beugewinkel von 90° 1/8 Kreisbahn zurück, was einer Länge von 6 mm für das untersuchte Gelenk entspricht. Derjenige Punkt, der dabei die geringste Lageänderung zeigt (Kompromißachsenpunkt), befindet sich genau zwischen und 3 mm dorsal der beiden Zahnräder (Blauth u. Ulrich 1990) (Abb. 16).

Beim Viergelenkgetriebe werden 4 Drehpunkte durch 2 starre Stäbe miteinander verbunden. Der Abstand der Drehpunkte voneinander und die Länge der Stäbe bestimmen den Getriebemechanismus. Der momentane Drehpunkt wandert bei diesem System nicht auf einer Kreisbahn wie beim Zahnsegmentgelenk (Abb. 17). Die Rastpolkurve und die Gangpolkurve sind im Gegensatz zum Zahnsegmentgelenk nicht spiegelbildlich, weil es sich nicht um ein symmetrisches Getriebesystem handelt. Die Bahnkurve der momentanen Drehachse weist bei dem untersuchten Gelenk eine Länge von 12,5 mm bei einem Bewegungssektor von 90° auf (Abb. 18).

Die Schienengelenke werden am Präparat so fixiert, daß ihr Kompromißachsenpunkt mit dem experimentell ermittelten Kompromißachsenpunkt des jeweiligen Präparates übereinstimmt. Anschließend werden sie in gleicher Weise wie die „Meßtöpfe" nach kranial, distal, dorsal und ventral um jeweils 5 mm versetzt. Danach wird

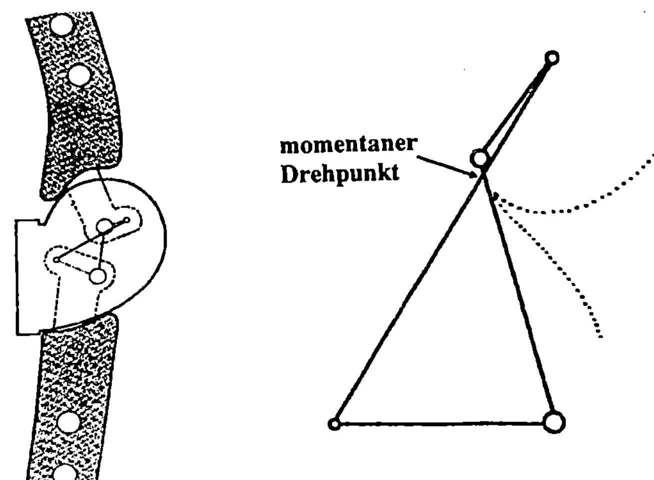

Abb. 17. Bewegungsablauf bei einem Viergelenk. Der momentane Drehpunkt befindet sich jeweils an der Kreuzungsstelle des überschlagenen Vierecks *(Pfeil)*. Er wandert von der Strekkung zur Beugung nicht auf einer Kreisbahn. Das asymmetrische Aufbau des Gelenks mit variierenden Abständen zwischen den Gelenken führt zu unterschiedlichen Formen von Gangpol- und Rastpolkurve *(gepunktet)*

der Spannungsverlauf im vorderen und hinteren Kreuzband gleichzeitig aufgenommen.

Für jedes der 14 untersuchten Präparate ergibt sich eine Versuchsreihe. Sie umfaßt die relative Spannungsmessung in den Kreuzbändern am unbelasteten Präparat sowie Versuche mit den Meßtöpfen, mit einem Scharniergelenk, einem Zahnsegmentgelenk und schließlich mit einem Viergelenkgetriebe.

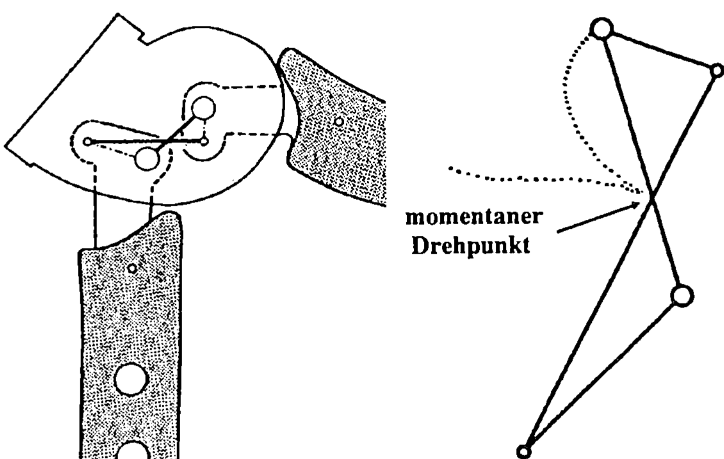

Abb. 18. Viergelenk in Beugestellung von 90°. Im Vergleich zur Streckstellung erkennt man die deutliche Wanderung des momentanen Drehpunktes nach hinten und unten

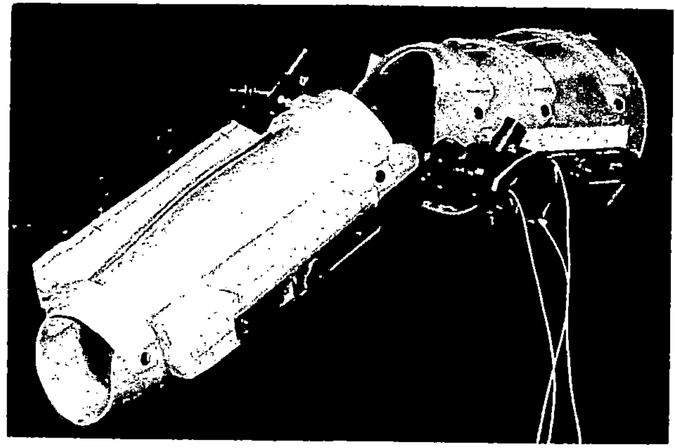

Abb. 19. Meßorthese zur Registrierung von äußeren Zwangskräften am Probanden. Die Orthese ist aus Kunststoffhalbschalen gefertigt, die mit Klettverschlüssen am Bein fixiert werden. Seitlich sind verstellbare Schienen angebracht, an denen die „Meßtöpfe" befestigt werden

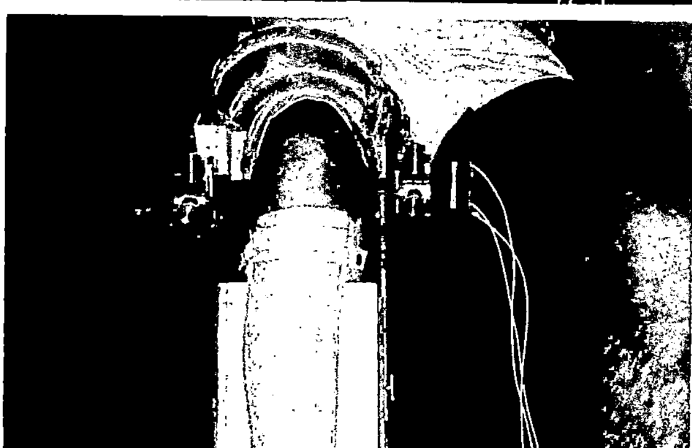

Abb. 20. Die Meßorthese ist am Probanden angelelgt. Die Meßtöpfe sind auf die klinische Kompromißachse zentriert. Bei aktiver und passiver Kniebewegung registrieren die Meßtöpfe Zwangskräfte, die zwischen Probandenknie und Orthese auftreten

Am Ende werden die 14 Kniegelenke aus den Präparaten herausgelöst und die Kondylen in der Sagittalebene aufgesägt. Der Eintritt der Drahtbohrung im femoralen Ansatzbereich des vorderen Kreuzbandes wird markiert und vermessen. Die Femurkondylen werden anschließend nochmals geröntgt, um den Kompromißachsenpunkt, der unverändert markiert ist, darzustellen und erneut zu vermessen.

Aus den Untersuchungen sind auffällige Gesetzmäßigkeiten in der Beziehung zwischen äußeren Zwangskräften und deren Kraftrichtung sowie dem Spannungsverlauf der Kreuzbänder zu erkennen. Insofern erscheint das Verfahren für eine *indirekte* Beurteilung des Spannungsverhaltens der Kreuzbänder über extern registrierte Zwangskräfte geeignet.

Damit ist ein Modell vorhanden, um am Probanden *ohne direkte Messungen im Knie* Rückschlüsse auf das Spannungsverhalten der Kreuzbänder zu ziehen.

Es werden daher Meßorthesen für Versuchspersonen nach Gipsabguß angefertigt. Die Orthese besteht aus je 2 mit Kohlefasermatten verstärkten Kunststoffhalbschalen für den Ober- und Unterschenkelteil. Die Schalen können über Klettverschlüsse stramm am Bein fixiert werden (Abb. 19). Zur Registrierung der Zwangskräfte werden Halterungen angebracht, die die zuvor beschriebenen Meßtöpfe aufnehmen können. Die „Meßtöpfe" werden am Oberschenkelteil, die Zapfen, die in die Meßtöpfe eingreifen, am Unterschenkelteil fixiert. Die „Meßtöpfe" werden zunächst auf den in der Orthopädietechnik üblichen Kompromißachsenpunkt eingestellt, nämlich etwa 2 cm oberhalb des tastbaren Gelenkspaltes und am Übergang vom mittleren zum hinteren Drittel des sagittalen Kniedurchmessers (Abb. 20).

Die Zwangskräfte, die in den Meßtöpfen bei passiv geführten Bewegungen zwischen rechtwinkliger Beugung und vollständiger Streckung auftreten, werden aufgezeichnet. Danach wird das Drehzentrum der Meßtöpfe bewußt von diesem Punkt verschoben und zwar wiederum 5 mm nach proximal, distal, dorsal und ventral. Die Zwangskräfte werden kontinuierlich gemessen. Dabei läßt sich das Verrutschen der Orthese am Bein an der plötzlichen Abnahme der Zwangskräfte erkennen.

3 Ergebnisse

3.1 Analyse der topometrisch ermittelten Kompromißachsenpunkte

Die Auswertung der topometrisch ermittelten Kompromißachsenpunkte und die Berechnung einer queren Kompromißachse des Kniegelenks ergibt für alle Präparate übereinstimmend die Lage der Kompromißachsenpunkte zentral im hinteren Anteil der Femurkondylen medial und lateral (Abb. 22), und zwar bei frontaler Betrachtung schräg von medial nach lateral leicht abfallend, und in sagittaler Richtung von medial-ventral nach lateral-dorsal verlaufend (Abb. 21). Die Größe der errechneten Kompromißachsenpunkte sowie der kleinsten sie umhüllenden Kreise kann bei den untersuchten Präparaten mit einem Mittelwert von 3 mm ± 1,5 mm bestimmt werden. Die Projektion der Kompromißachsenpunkte auf die Femurkondylen zeigt, daß sie auf der lateralen Seite in vertikaler Richtung in einem Abstand von 18 mm vom Kniegelenkspalt liegen und 20 mm auf der medialen Seite. In sagittaler Richtung liegen die Kompromißachsenpunkte am Übergang vom mittleren zum hinteren Drittel der Kondylen. Damit entspricht die gefundene Kompromißachse etwa den von Nietert (1975) angegebenen Werten mit Ausnahme der Tatsache, daß die Achse nicht exakt horizontal verläuft, sondern in der Frontalebene eine Neigung von medial nach lateral aufweist. In sagittaler Richtung besteht eine leichte Neigung der Achse von medial-ventral nach lateral-dorsal.

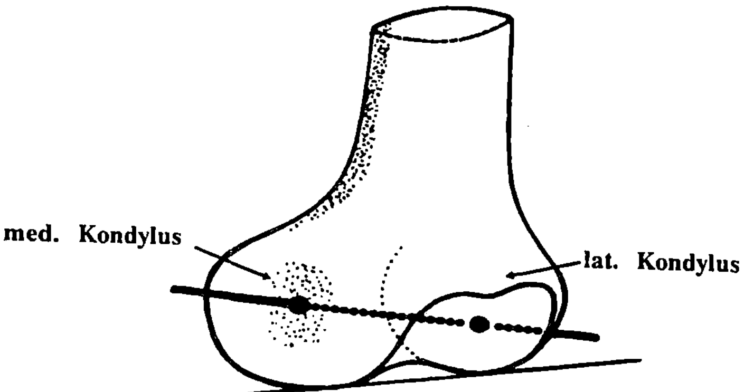

Abb. 21. Verlauf der dreidimensionalen ermittelten Kompromißachse des Kniegelenks. Die Achse ist von medial *(links)* nach lateral leicht abfallend geneigt und verläuft in sagittaler Richtung von medial ventral nach lateral dorsal

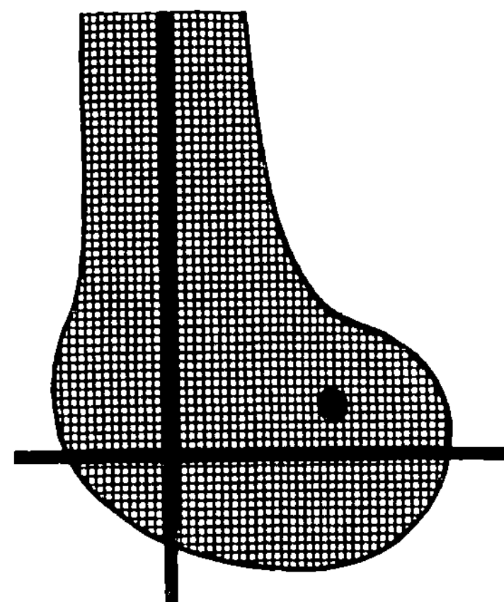

Abb. 22. Meßschablone zur Vermessung der Kompromißachsenpunkte im seitlichen Röntgenbild. Auf dieses ist ein Millimeterraster aufgelegt. Die Ausrichtung ist so vorgenommen, daß die *Ordinate* in dem Raster der Femurlängsachse entspricht.. Beispielhaft dargestellt ist die Lage des Kompromißachsenpunktes im hinteren Anteil des Femurkondylus *(Punkt)*

Die röntgenologische Überprüfung der Kompromißachsenpunkte, die mit dem Meßverfahren ermittelt werden, bestätigt die Lage der Kompromißachse zentral im hinteren Anteil der Femurkondylen auf der medialen und lateralen Seite.

3.2 Spannungsverlauf des vorderen Kreuzbandes bei passiver Gelenkbewegung

Die untersuchten Präparate (n = 14) weisen einen typischen Spannungsverlauf für das vordere Kreuzband im nichbelasteten Zustand auf (Abb. 23): Bei passiver Gelenkbe-

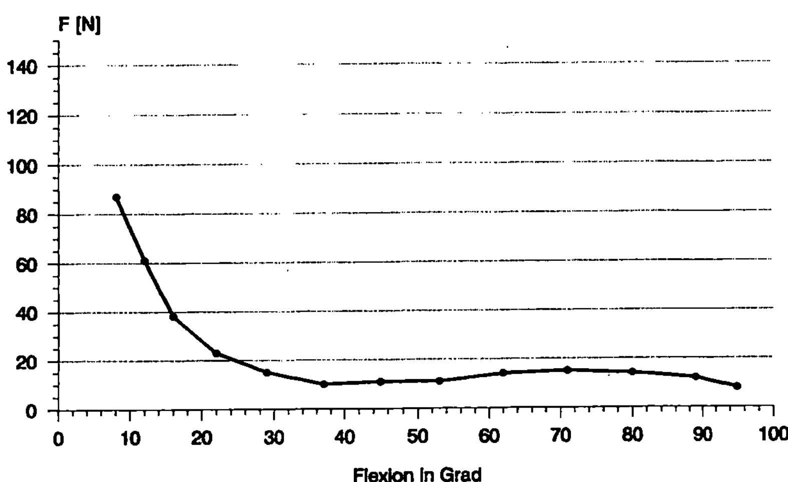

Abb. 23. Typischer Spannungsverlauf des vorderen Kreuzbandes am unbelasteten Präparat in einem Bewegungssektor von 0–90° bei passiver Bewegung. In der Streckphase ab 25° beobachtet man eine deutliche Spannungszunahme im vorderen Kreuzband. Zwischen 40 und 50° wird ein Minimum von 15 N durchlaufen, bis zur rechtwinkligen Beugung besteht eine fast konstante Spannung von 20 N

wegung zwischen 90°-Beugung und vollständiger Streckung findet man bei rechtwinkliger Beugung nur eine geringe Spannung von 20 N. Sie durchläuft zwischen 40- und 50°-Beugung ein Minimum von 15 N. Ab 25° verzeichnet man einen kontinuierlichen Spannungsanstieg bis zur vollständigen Streckung mit Werten bis 120 N. Dieses Spannungsverhalten zeigt in der untersuchten Gruppe nur geringe Schwankungen, die auf individuelle Faktoren zurückzuführen sind wie Alter der untersuchten Präparate, Gelenkzustand, unterschiedliche Gelenkkinematik und Lage der transligamentär eingebrachten Meßdrähte. Trotz dieser Variablen stellt sich aber ein einheitlicher Verlauf dar. Die geringen individuellen Unterschiede dokumentieren den Wert und die relative Genauigkeit des angewandten Meßverfahrens.

3.3 Spannungsverlauf des hinteren Kreuzbandes bei passiver Gelenkbewegung

Das hintere Kreuzband zeigt im Gegensatz zum vorderen Kreuzband nahezu über den gesamten untersuchten Bewegungssektor von 90° ein gleichförmiges Spannungsverhalten. Die höchste Zugspannung wird in rechtwinkliger Beugung erreicht. Die gemessenen Spannungswerte liegen jedoch nur bei 20–25 N. Ab 60°-Beugung bis zur vollständigen Streckung fällt die Spannung auf ein Minimum von < 10 N ab (Abb. 24).

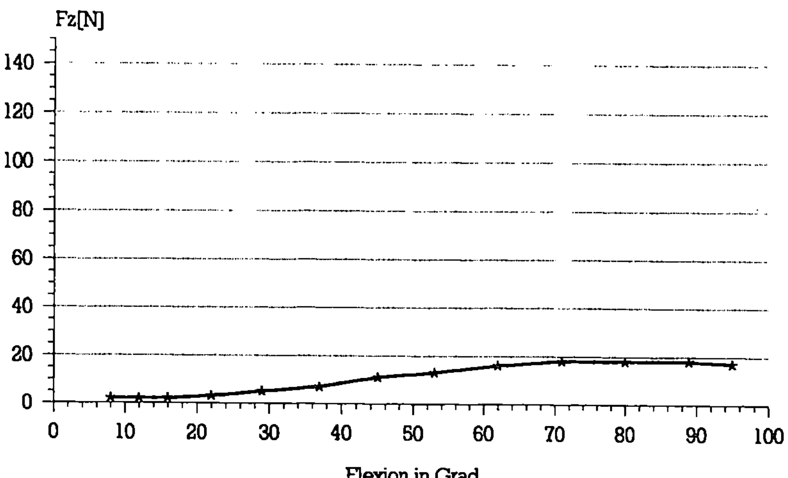

Abb. 24. Spannungsverlauf des hinteren Kreuzbandes am unbelasteten Präparat in einem Bewegungssektor von 0–90° bei passiver Bewegung. Die Bandspannung verläuft im Vergleich zum vorderen Kreuzband gleichmäßiger. Zwischen 90 und 60° werden Spannungen von 20 N erreicht, danach fällt die Spannung auf Werte < 10 N ab

3.4 Spannungsverlauf des vorderen und hinteren Kreuzbandes mit „Meßtöpfen"

Zentriert man die „Meßtöpfe" zur Registrierung von Zwangskräften auf den Kompromißachsenpunkt medial und lateral, so zeigt sich bei allen Präparaten ein Abweichen des Spannungsverhaltens der Kreuzbänder von der Ausgangsmessung, wobei als auffälligstes Zeichen ein früherer Spannungsanstieg in der Streckphase ab 40° zu verzeichnen ist (Abb. 25).

In der Beugephase ab 70° ist ein Spannungsanstieg im hinteren Kreuzband zu verzeichnen. Abweichungen der „Meßtöpfe" von den Kompromißachsenpunkten medial und lateral nach kranial, kaudal, dorsal und ventral um 5 mm führen bereits zu einer Bewegungseinschränkung der untersuchten Präparate. Zusätzlich kommt es zu einem erheblichen Anstieg der Zwangskräfte. Bei allen untersuchten Präparaten zeigen sich die geringsten Abweichungen von der Ausgangsmessung bei Verschiebung der „Meßtöpfe" nach kranial und kaudal (Abb. 26 und 27). Werden sie nach dorsal und ventral versetzt, fallen die Werte für die Zwangskräfte deutlich höher aus. Gleichzeitig kommt es zu einer Zunahme der Spannung im vorderen und im hinteren Kreuzband. Die Einjustierung der „Meßtöpfe" 5 mm ventral des ermittelten Kompromißachsenpunktes führt zu einer deutlichen Mehrbelastung des hinteren Kreuzbandes (Abb. 28), dagegen bewirkt die Einstellung 5 mm dorsal des Kompromißachsenpunktes eine massive Mehrbelastung des vorderen Kreuzbandes (Abb. 29).

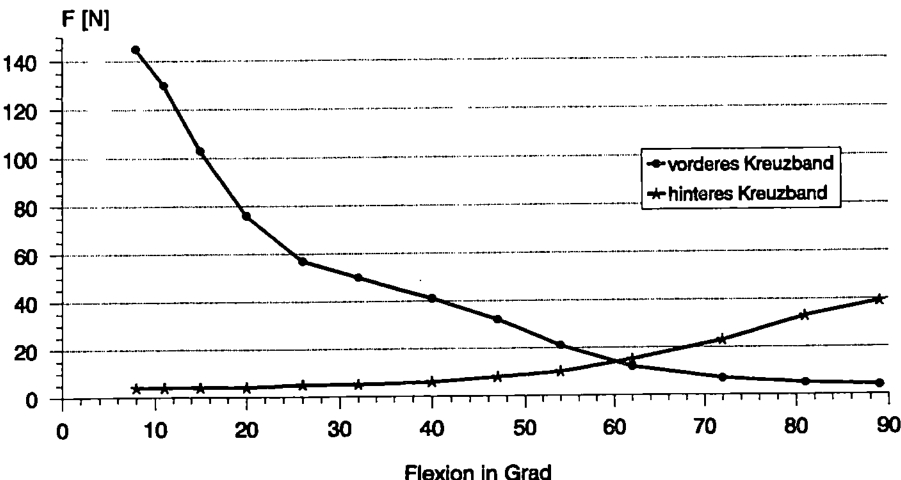

Abb. 25. Relative Spannungsänderungen im vorderen und hinteren Kreuzband durch äußere Zwangsführung des Gelenks mit den Meßtöpfen, die auf die zuvor bestimmte Kompromißachse eingestellt wurden. Verglichen mit der Ausgangsuntersuchung kommt es zu einem früheren Spannungsanstieg im vorderen Kreuzband ab 35° und zu einem stärkeren Spannungsanstieg im hinteren Kreuzband ab 70°

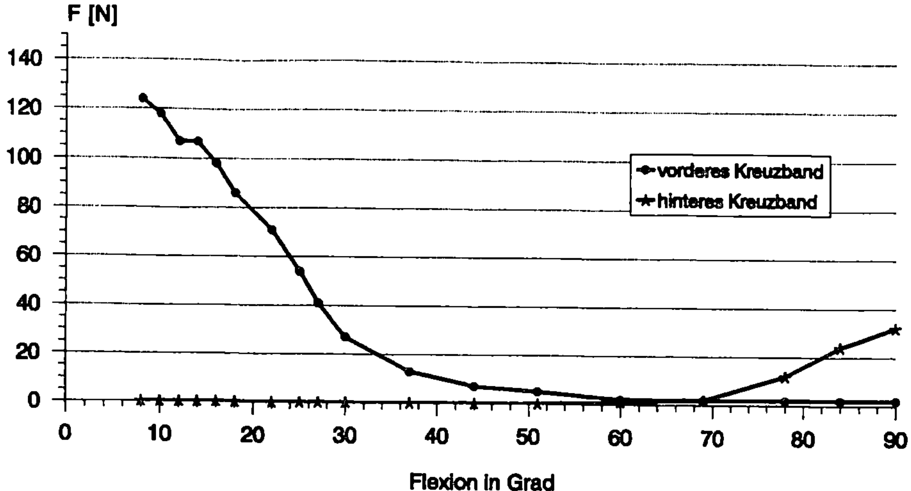

Abb. 26. Relativer Spannungsverlauf im vorderen und hinteren Kreuzband bei äußerer Zwangsführung des Gelenks über die „Meßtöpfe" , die 5 mm kranial der Kompromißachse fixiert wurden. Das vordere Kreuzband zeigt eine deutlich stärkere Zugspannungsbelastung als in der Ausgangsuntersuchung. Das hintere Kreuzband ist nicht belastet

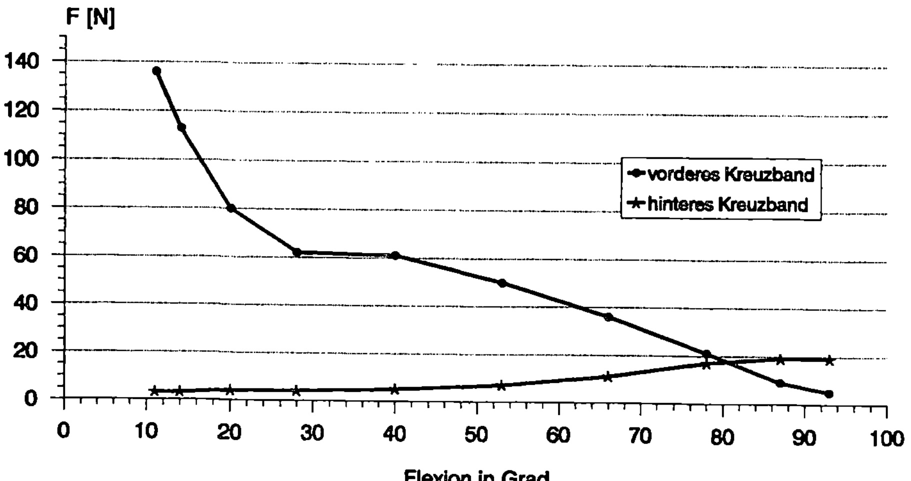

Abb. 27. Relativer Spannungsverlauf des vorderen und hinteren Kreuzbandes bei äußerer Zwangsführung des Gelenkes über die „Meßtöpfe", die 5 mm distal der Kompromißachse fixiert wurden. Im Vergleich mit der Ausgangsuntersuchung steigt die Zugspannung im vorderen Kreuzband bereits ab 60° deutlich an. Das hintere Kreuzband wird dabei nicht belastet

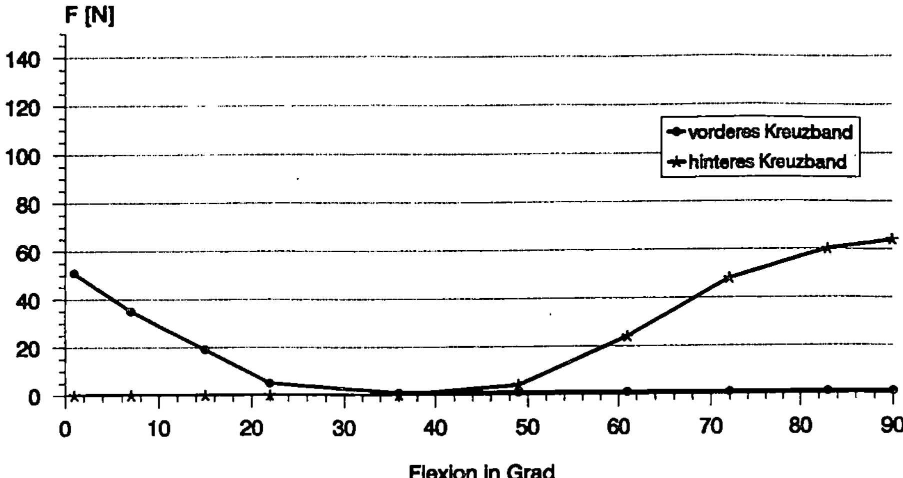

Abb. 28. Relativer Spannungsverlauf des vorderen und hinteren Kreuzbandes bei äußerer Zwangsführung des Gelenks über die „Meßtöpfe", die 5 mm ventral der Kompromißachse fixiert wurden. Verglichen mit der Ausgangsuntersuchung ist der starke Spannungsanstieg im hinteren Kreuzband zu erkennen

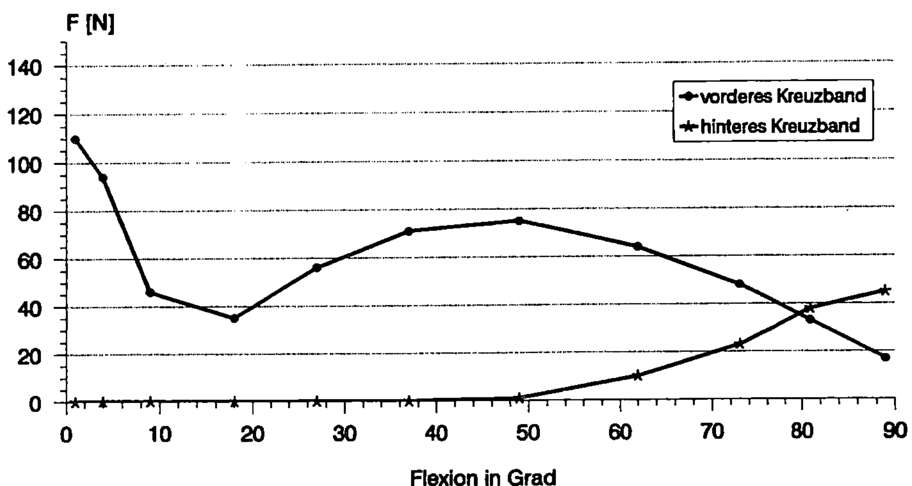

Abb. 29. Relativer Spannungsverlauf des vorderen und hinteren Kreuzbandes bei äußerer Zwangsführung des Gelenks über die „Meßtöpfe", die 5 mm dorsal des Kompromißachsenpunktes fixiert wurden. Über den gesamten Bewegungssektor ist der starke und frühzeitige Spannungsanstieg im vorderen Kreuzband zu erkennen

3.5 Spannungsverlauf des vorderen und hinteren Kreuzbandes bei äußerer Führung des Gelenks über Scharniergelenke

Die „Meßtöpfe" sind von ihrem Gelenkaufbau her als Scharniere zu betrachten, wenngleich aus technischen Gründen keine so starre Achsenführung wie in einem festen Scharnier möglich ist. Der Grund dafür liegt in ihrer Konstruktion mit einem innen gelegenen Meßzylinder, in den die Gelenkzapfen eingreifen. Diese Gelenkzapfen sind an ihrem Ende mit einer Kugel versehen, die den direkten Meßkontakt herstellt.

Zur Überprüfung, inwiefern die „Meßtöpfe" unter diesen Bedingungen als Scharniergelenk betrachtet werden können, werden die Spannungsmessungen in den Kreuzbändern mit handelsüblichen Scharnieren, die in gleicher Weise wie die „Meßtöpfe" mit dem Präparat verbunden werden, wiederholt.

Dabei zeigt sich qualitativ ein gleiches Bild wie bei der Verwendung der „Meßtöpfe". Bei Zentrierung auf den Kompromißachsenpunkt tritt ein vorzeitiger Spannungsanstieg im vorderen Kreuzband in der Streckphase sowie ein stärkerer Spannungsanstieg im hinteren Kreuzband in der Beugephase ab 70° auf (Abb. 30.)

Verschiebt man die Scharniere nach kranial oder kaudal um 5 mm, so kommt es zu einem vorzeitigen Spannungsanstieg in den Kreuzbändern verglichen mit der Ausgangsmessung. Die Formen der Spannungskurven ähneln denen bei Verwendung der „Meßtöpfe"; die absolut gemessenen Spannungswerte liegen jedoch deutlich höher, was auf die festere Gelenkführung bei den Scharnieren zurückzuführen sein dürfte (Abb. 31 und 32).

Versetzungen der Scharniergelenke nach dorsal um 5 mm bewirken einen massiven Spannungsanstieg im vorderen Kreuzband nahezu über den gesamten untersuchten Bewegungssektor (Abb. 34). Dagegen kommt es bei Versetzung nach ventral um 5 mm zu einem deutlichen Spannungsanstieg im hinteren Kreuzband in der Beugung ab 60° (Abb. 33).

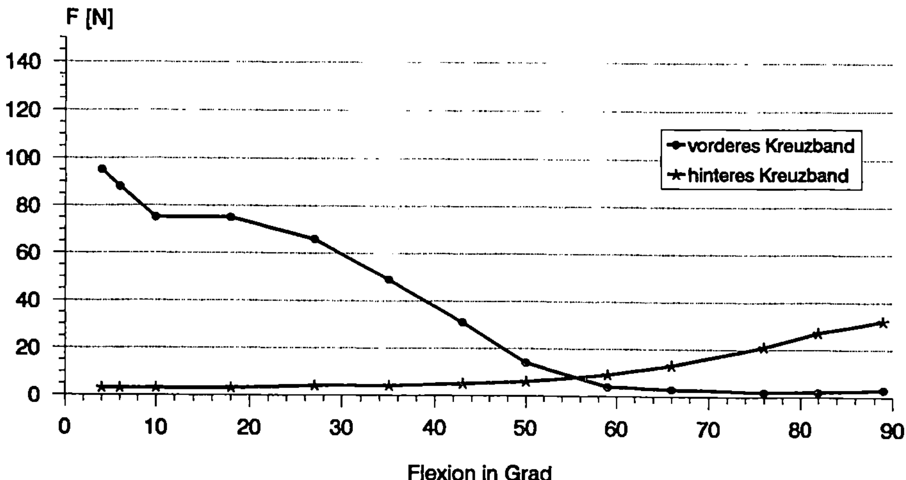

Abb. 30. Relativer Spannungsverlauf im vorderen und hinteren Kreuzband bei äußerer Zwangsführung des Gelenks über ein einfaches Scharnier, welches auf die Kompromißachse zentriert wurde. Im Vergleich zu den Versuchen mit den „Meßtöpfen" ergeben sich nur geringe Unterschiede

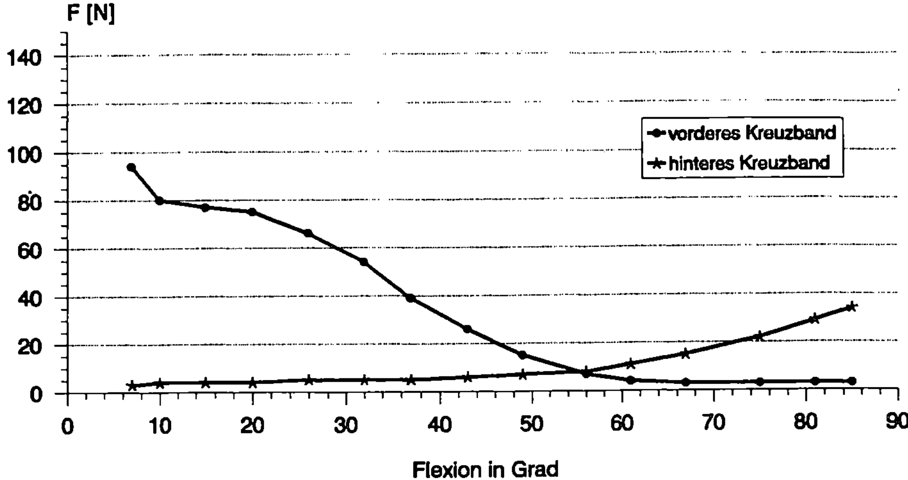

Abb. 31. Relativer Spannungsverlauf im vorderen und hinteren Kreuzband bei äußerer Zwangsführung des Gelenks über ein einfaches Scharnier, welches 5 mm kranial der Kompromißachse zentriert wurde. Im Vergleich zu den Versuchen mit den „Meßtöpfen" ergeben sich keine wesentlichen Unterschiede

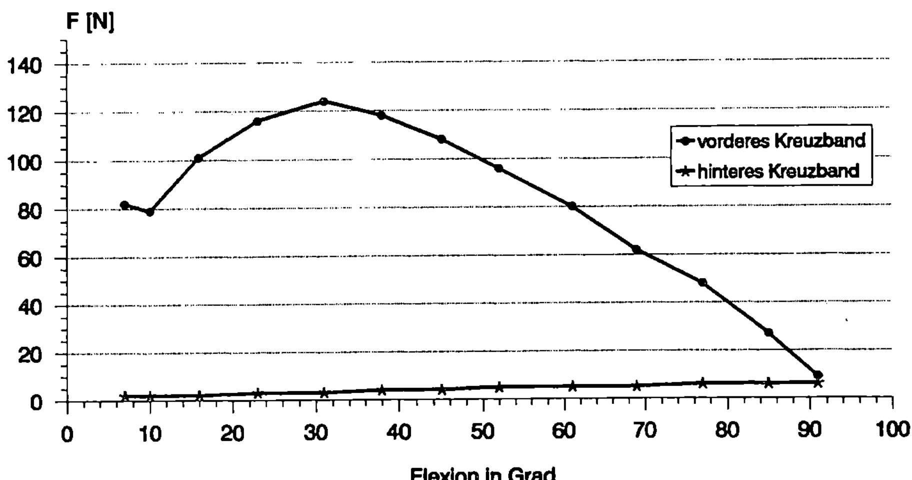

Abb. 32. Relativer Spannungsverlauf im vorderen und hinteren Kreuzband bei äußerer Zwangsführung des Gelenks über ein einfaches Scharnier, welches 5 mm distal der Kompromißachse zentriert wurde. Hierbei ist ein starker Spannungsanstieg im vorderen Kreuzband zu beobachten. Das hinter Kreuzband ist nicht belastet

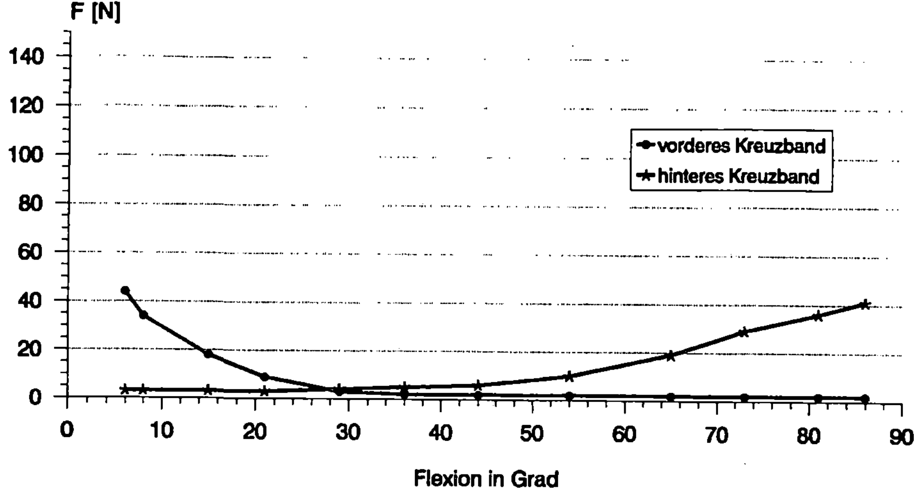

Abb. 33. Relativer Spannungsverlauf im vorderen und hinteren Kreuzband bei äußerer Zwangsführung des Gelenks über ein einfaches Scharnier, welches 5 mm ventral der Kompromißachse zentriert wurde. In der Beugung ab 60° ist eine zunehmende Spannung im hinteren Kreuzband zu erkennen

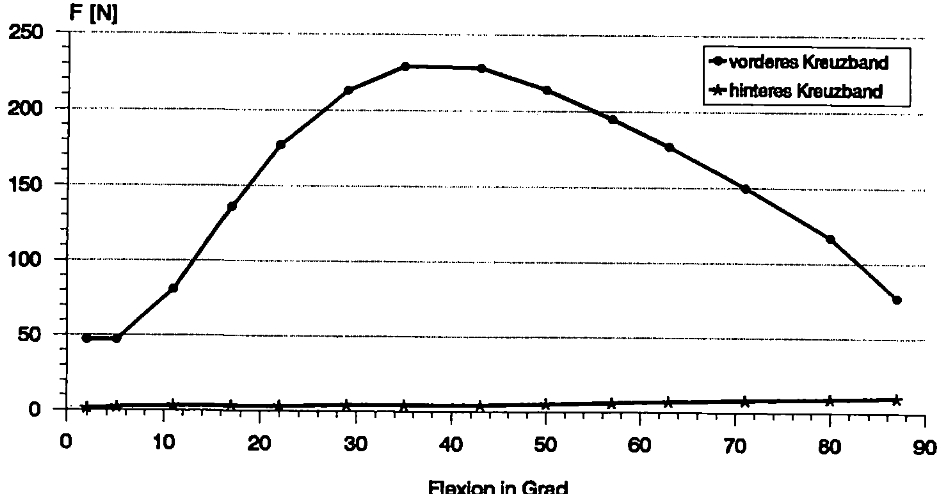

Abb. 34. Relativer Spannungsverlauf im vorderen und hinteren Kreuzband bei äußerer Zwangsführung des Gelenks über ein einfaches Scharnier, welches 5 mm dorsal der Kompromißachse zentriert wurde. In dieser Einstellung kommt es zu einem starken Spannungsanstieg im vorderen Kreuzband im gesamten untersuchten Bewegungssektor

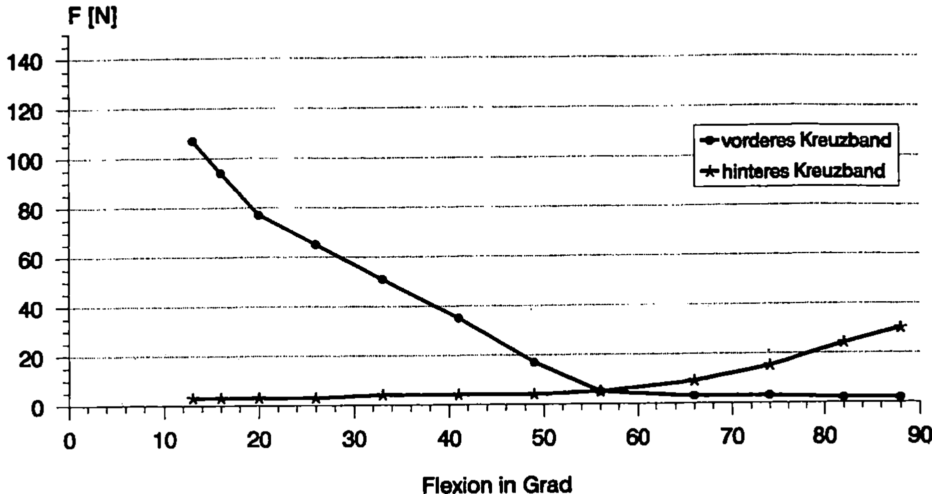

Abb. 35. Relativer Spannungsverlauf im vorderen und hinteren Kreuzband bei äußerer Zwangsführung des Gelenks über Zahnsegmentgelenke, die auf den Kompromißachsenpunkt fixiert wurden. Verglichen mit der Ausgangsuntersuchung erkennt man einen vorzeitigen Spannungsanstieg im vorderen Kreuzband

3.6 Spannungsverhalten des vorderen und hinteren Kreuzbandes bei äußerer Führung des Gelenks mit Zahnsegmentgelenken

Die Spannungsmessungen mit angelegten Zahnsegmentschienen ergeben bei Zentrierung der Gelenke auf die Kompromißachse ein Bild, welches dem Spannungsverlauf im vorderen und hinteren Kreuzband im unbelasteten Zustand nahe kommt (Abb. 35). Lediglich in den Endphasen der Streckung und der Beugung zeigen sich mäßige Abweichungen. Die Verschiebung der Schienengelenke nach kranial und kaudal um 5 mm ändert wenig am Spannungsverhalten. Justiert man die Gelenke distal der Kompromißachse, entsprechen die Spannungsverläufe in den Kreuzbändern eher denen der Ausgangsuntersuchung (Abb. 36 und 37).

Deutliche Veränderungen sind jedoch zu erkennen, wenn die Gelenke nach ventral oder dorsal um 5 mm verschoben werden. Die Effekte entsprechen dabei qualitativ den Spannungsveränderungen bei Verwendung von Scharniergelenken; quantitativ fallen die Werte jedoch geringer als bei den Scharniergelenken aus (Abb. 38 und 39).

3.7 Spannungsverhalten des vorderen und hinteren Kreuzbandes mit Viergelenkschienen

Die Verwendung von Viergelenkschienen ergibt bei Zentrierung auf die Kompromißachse nur bei wenigen Präparaten eine gute Übereinstimmung mit dem Spannungsverhalten im unbelasteten Zustand. In den meisten Fällen kommt es bereits bei Zentrierung auf den Kompromißachsenpunkt zu einer deutlich meßbaren Zunahme der

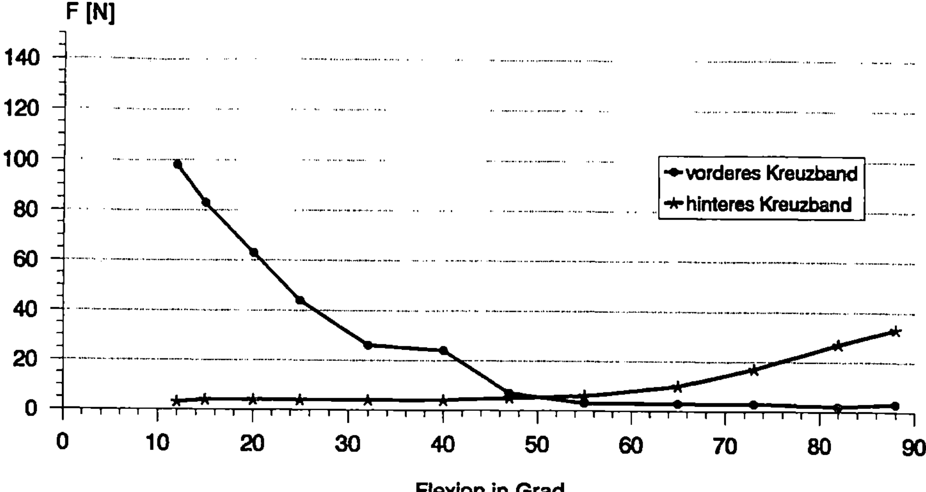

Abb. 36. Relativer Spannungsverlauf im vorderen und hinteren Kreuzband bei äußerer Zwangsführung des Gelenks über Zahnsegmentgelenke, die 5 mm kranial der Kompromißachse zentriert wurden. Die Spannungskurven weichen dabei nur gering von der Ausgangsuntersuchung ab

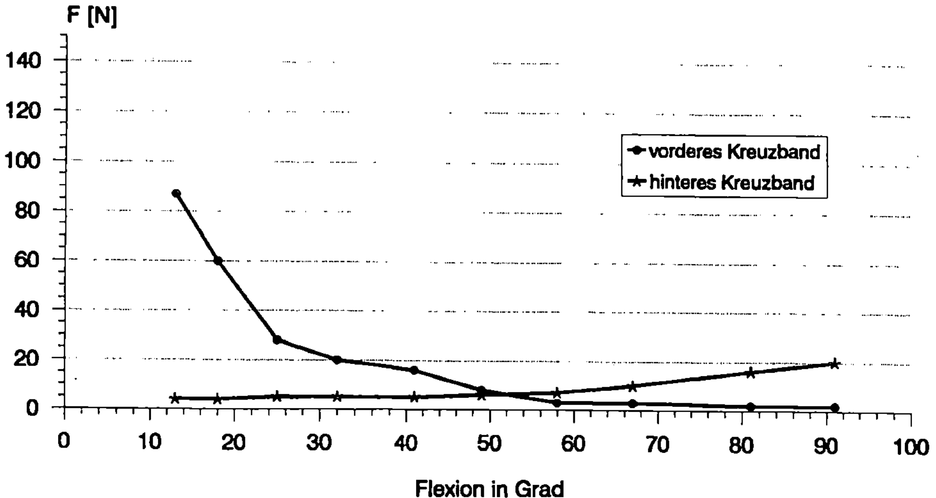

Abb. 37. Relativer Spannungsverlauf im vorderen und hinteren Kreuzband bei äußerer Zwangsführung des Gelenks über Zahnsegmentgelenke, die 5 mm distal der Kompromißachse zentriert wurden. Verglichen mit der Ausgangsuntersuchung sind die Spannungsunterschiede gering

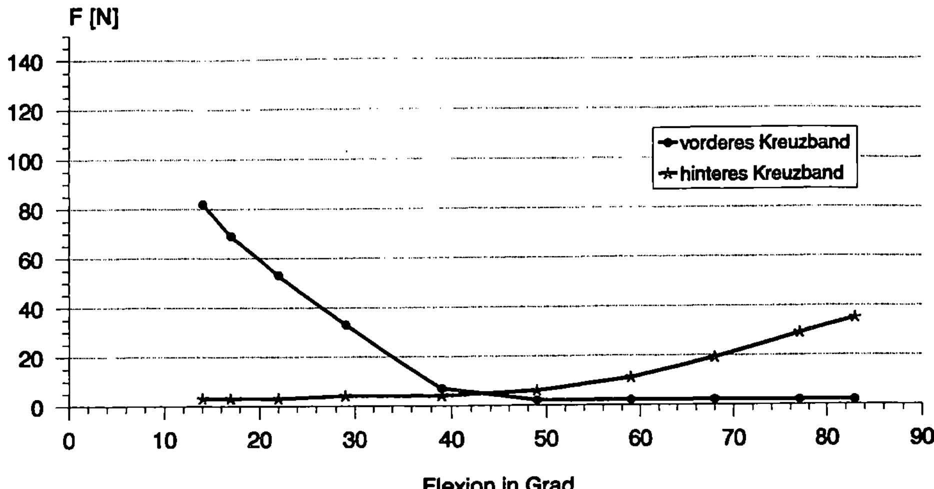

Abb. 38. Relativer Spannungsverlauf im vorderen und hinteren Kreuzband bei äußerer Zwangsführung des Gelenks über Zahnsegmentgelenke, die 5 mm ventral der Kompromißachse zenriert wurden. In der Beugung ab 60° ist eine verstärkte Zugspannung im hinteren Kreuzband zu erkennen. Das vordere Kreuzband ist nicht zusätzlich belastet

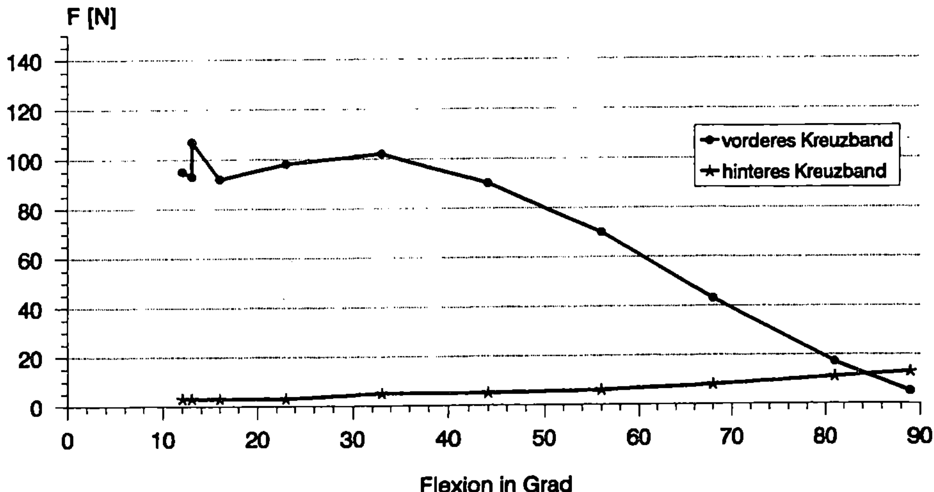

Abb. 39. Relativer Spannungsverlauf im vorderen und hinteren Kreuzband bei äußerer Zwangsführung des Gelenks über Zahnsegmentgelenke, die 5 mm dorsal der Kompromißachse zentriert wurden. Das hintere Kreuzband ist in dieser Einstellung entlastet, das vordere Kreuzband deutlich mehrbelastet

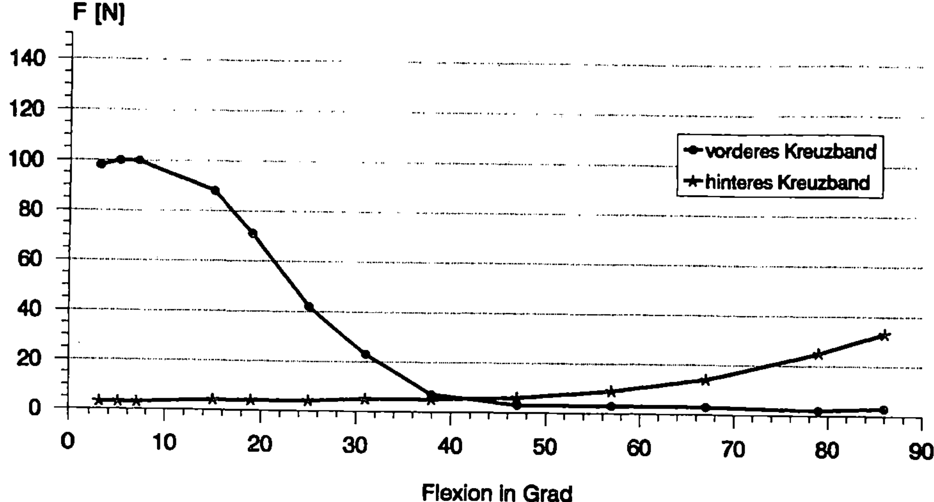

Abb. 40. Relativer Spannungsverlauf im vorderen und hinteren Kreuzband bei äußerer Zwangsführung des Gelenks über Viergelenke, die auf die Kompromißachse zentriert wurden. Auffällig ist ein vorzeitiger Spannungsanstieg im vorderen Kreuzband in der Streckung und eine leichte Spannungszunahme im hinteren Kreuzband in der Beugung

Spannung im vorderen Kreuzband ab 30°-Streckung, weniger auch im hinteren Kreuzband ab 70°-Beugung (Abb. 40). Das Versetzen der Schienengelenke nach kranial und kaudal um 5 mm ergibt ebenso wie bei Zahnsegmentgelenken nur eine geringe Veränderung des Spannungsverhaltens gegenüber der Einstellung auf den Kompromißachsenpunkt (Abb. 41 und 42).

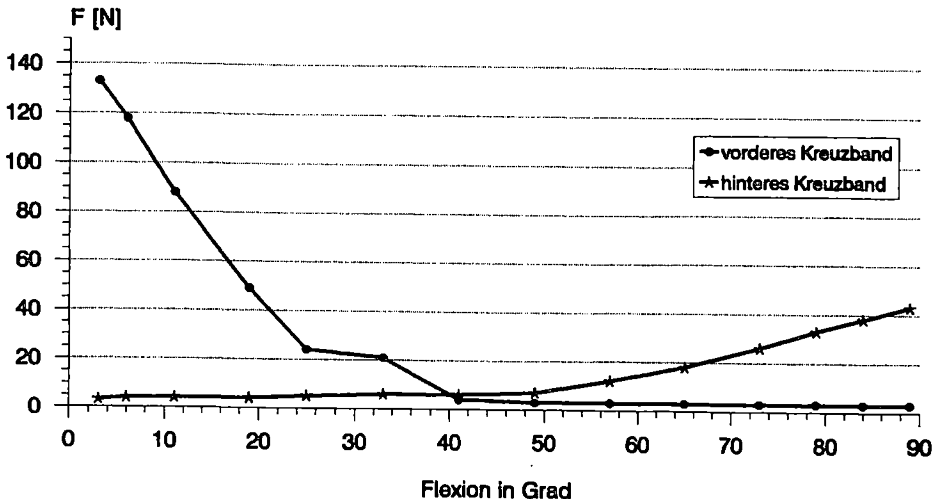

Abb. 41. Relativer Spannungsverlauf im vorderen und hinteren Kreuzband bei äußerer Zwangsführung des Gelenks über Viergelenke, die 5 mm kranial der Kompromißachse zentriert wurden. Es kommt zu einer endgradigen Spannungszunahme in der Streckung und Beugung für das vordere und hintere Kreuzband

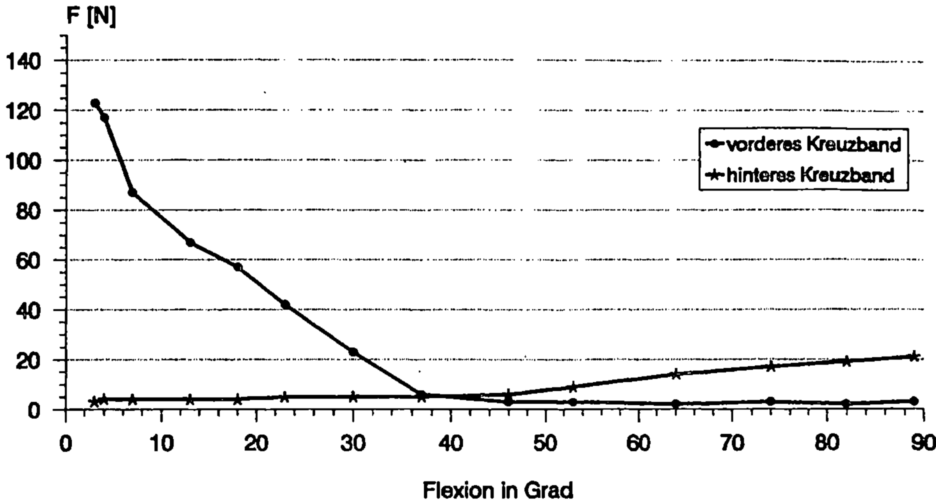

Abb. 42. Relativer Spannungsverlauf im vorderen und hinteren Kreuzband bei äußerer Zwangsführung des Gelenks über Viergelenke, die 5 mm distal der Kompromißachse zentriert wurden. Im Vergleich zur Ausgangsuntersuchung ergibt sich keine wesentliche Änderung

Die Verschiebung der Gelenke nach dorsal und ventral führt aber zu erheblichen Spannungsänderungen im vorderen und hinteren Kreuzband, und zwar zu starker Mehrbelastung des vorderen Kreuzbandes in der Streckung, wenn die Gelenke dorsal des Kompromißachsenpunktes fixiert werden und zu einer deutlichen Mehrbelastung des hinteren Kreuzbandes in der Beugung bei Lage der Gelenke ventral der Kompromißachse (Abb. 43 und 44).

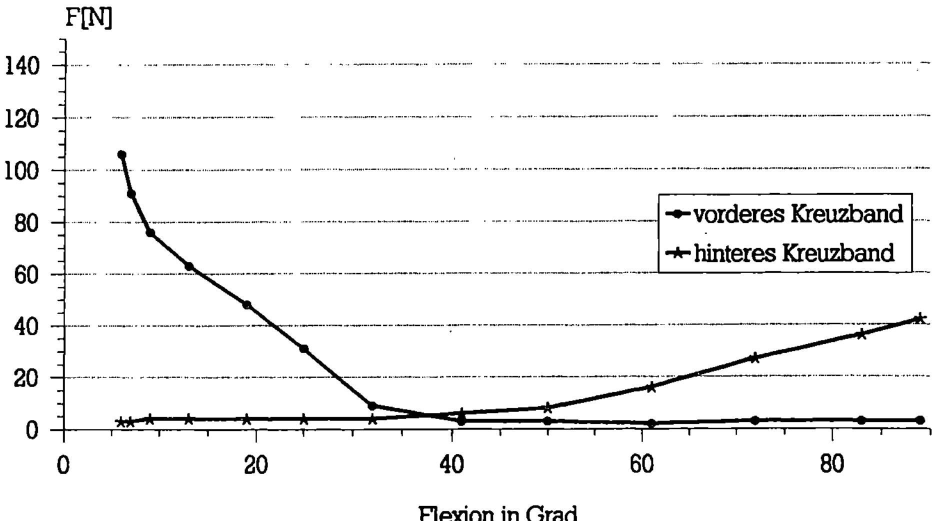

Abb. 43. Relativer Spannungsverlauf im vorderen und hinteren Kreuzband bei äußerer Zwangsführung des Gelenks über Viergelenke, die 5 mm ventral der Kompromißachse zentriert wurden. Es kommt zu einer geringen Spannungszunahme im hinteren Kreuzband ab 65°

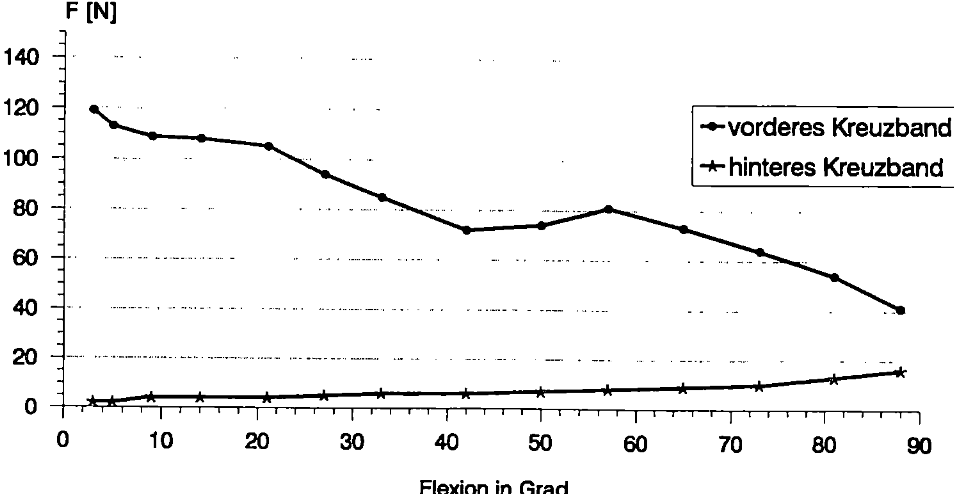

Abb. 44. Relativer Spannungsverlauf im vorderen und hinteren Kreuzband bei äußerer Zwangsführung des Gelenks über Viergelenke, die 5 mm dorsal der Kompromißachse zentriert wurden. Es kommt zu einer deutlichen Spannungszunahme im vorderen Kreuzband, das hintere Kreuzband ist nicht belastet

Um den Effekt der verwendeten Schienengelenke auf das Spannungsverhalten der Kreuzbänder darzustellen, werden die Basiskurven, die zu dem jeweiligen Versuch gehören, von den Zugspannungskurven des vorderen und hinteren Kreuzbandes abgezogen, die unter dem Einfluß von Schienengelenken gemessen wurden. Durch die graphische Darstellung der um den Wert der Basiskurve reduzierten Spannungskurven ist der Effekt, der durch ein Schienengelenk bewirkt wird, einfach abzulesen. Kurven, die *oberhalb der Abszisse* verlaufen, bewirken eine *zusätzliche Zugspannungsbelastung des Bandes*; Kurven, die *unterhalb der Abszisse* verlaufen, bedeuten eine *Entlastung des Bandes*.

Danach läßt sich feststellen, daß die Versuche mit Scharniergelenken und „Meßtöpfen" die stärksten Zugspannungsänderungen in den Kreuzbändern bewirken (Abb. 45). Innerhalb der Versuchsreihen führt die Zentrierung der Gelenke auf den Kompromißachsenpunkt zu den geringsten Abweichungen von der Ausgangsmessung.

Zahnsegmentgelenke und auch Viergelenkschienen bewirken eine Entlastung des vorderen Kreuzbandes in der Streckung, allerdings führen sie gleichzeitig zu stärkeren Zugspannungen im hinteren Kreuzband in der Beugung (Abb. 46 und 47).

3.8 Zwangskräfte

Mit den „Meßtöpfen" ist es möglich, die Zwangskräfte, die bei äußerer Führung des Gelenks auftreten, zu messen. Der Versuchsaufbau gestattet die gesonderte Betrach-

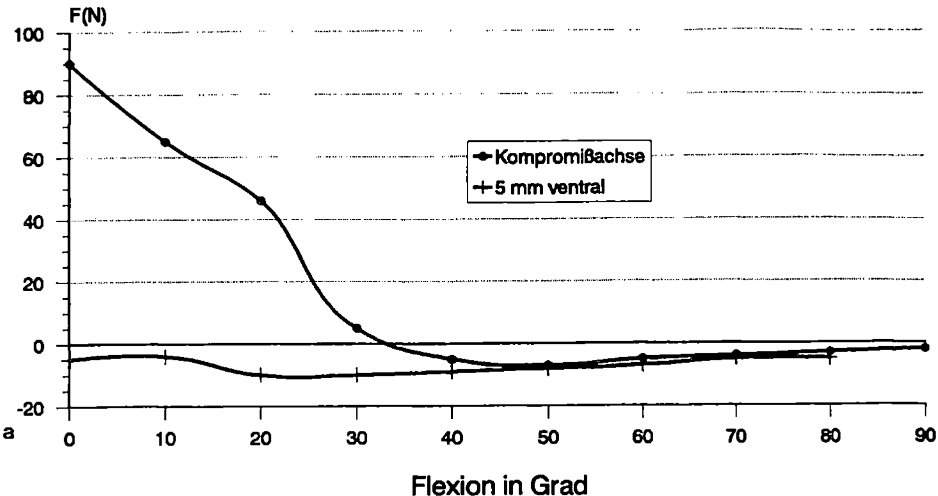

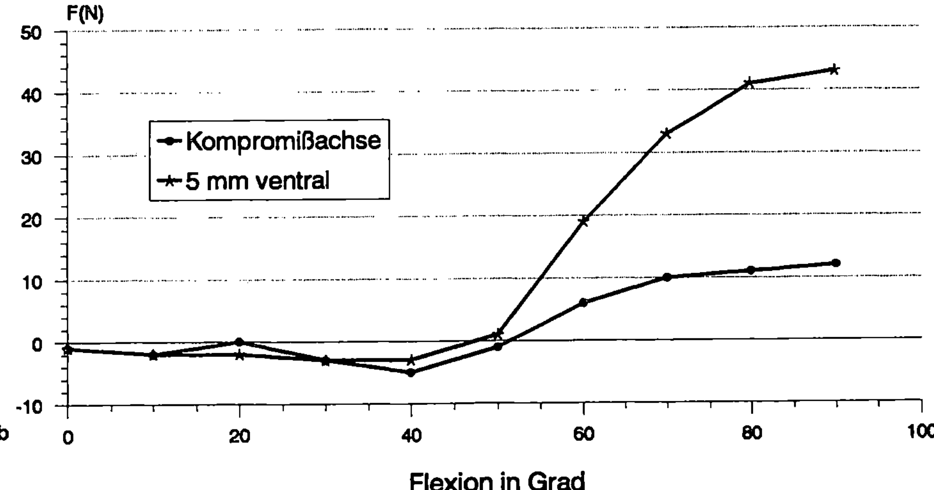

Abb. 45 a, b. Relative Spannungsänderung im vorderen (a) und hinteren (b) Kreuzband bei äußerer Zwangsführung des Gelenks mit „Meßtöpfen". Aufgetragen sind die jeweiligen Spannungskurven, von denen die Ausgangskurven (Basiskurven) abgezogen wurden. Verläufe oberhalb der *Abszisse* bedeuten Spannungszunahme, Verläufe darunter eine Spannungsabnahme verglichen mit der jeweiligen Ausgangsuntersuchung

tung der Zwangskräfte auf der Innen- und Außenseite des Kniegelenks. Bei allen Versuchen fällt auf, daß die Zwangskräfte auf der Innenseite stets größer sind als auf der Außenseite (Abb. 48).

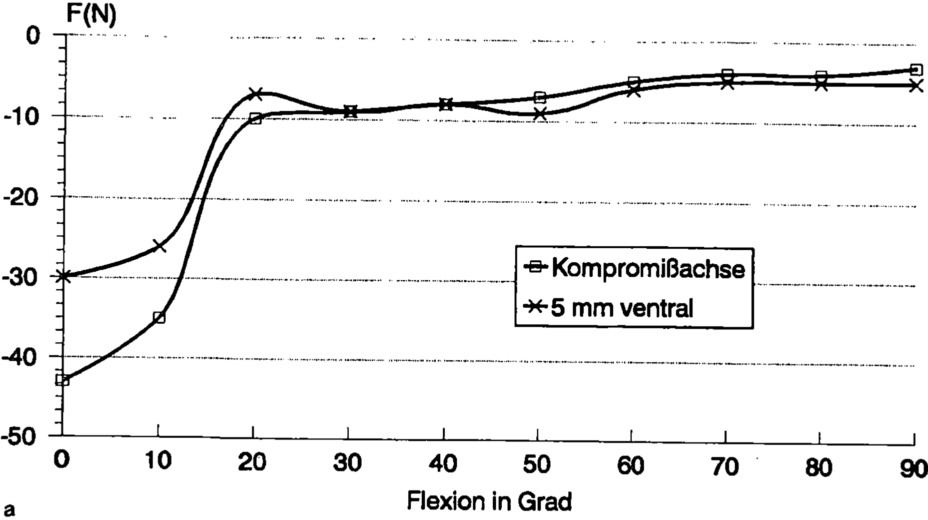

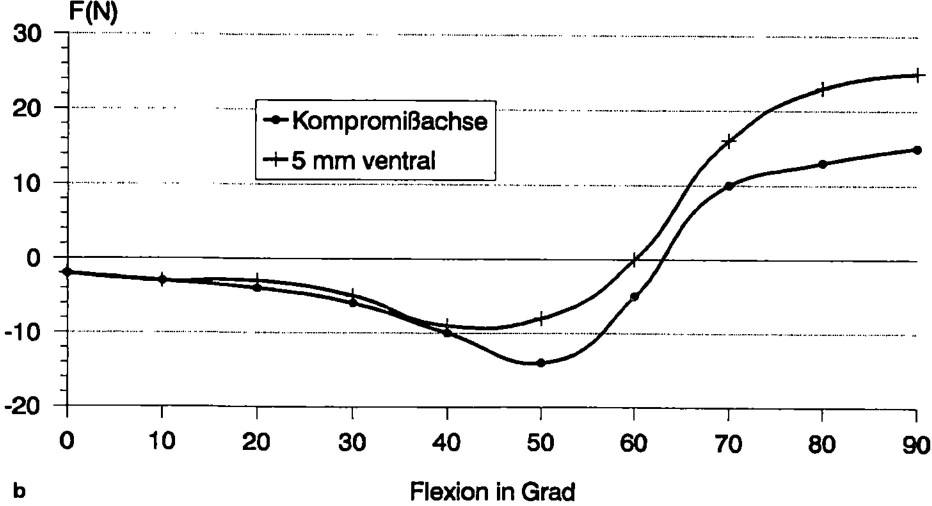

Abb. 46 a, b. Relative Spannungsänderung im vorderen (**a**) und hinteren (**b**) Kreuzband bei äußerer Zwangsführung des Gelenks mit Zahnsegmentgelenken. Aufgetragen sind die jeweiligen Spannungskurven, von denen die Ausgangskurven (Basiskurven) abgezogen wurden. Man erkennt den entlastenden Effekt der Zahnsegmentgelenke in der Streckphase für das vordere Kreuzband und den gleichzeitigen belastenden Effekt für das hintere Kreuzband in der Beugung

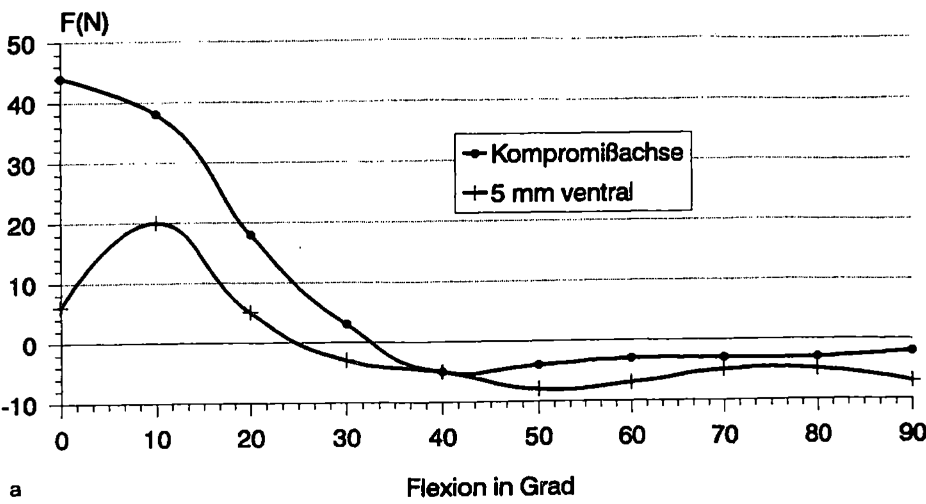

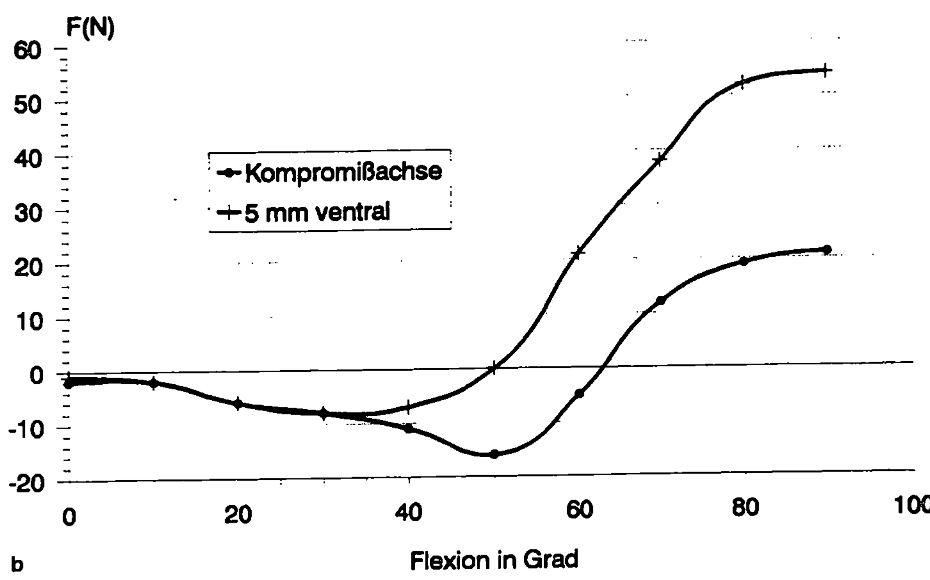

Abb. 47 a, b. Relative Spannungsänderung im vorderen (**a**) und hinteren (**b**) Kreuzband bei äußerer Zwangsführung des Gelenks mit Viergelenken. Dargestellt sind die jeweiligen Spannungskurven, von denen die Ausgangskurven (Basiskurven) abgezogen wurden. Der entlastende Effekt für das vordere und hintere Kreuzband ist deutlich geringer als bei den Zahnsegmentgelenken

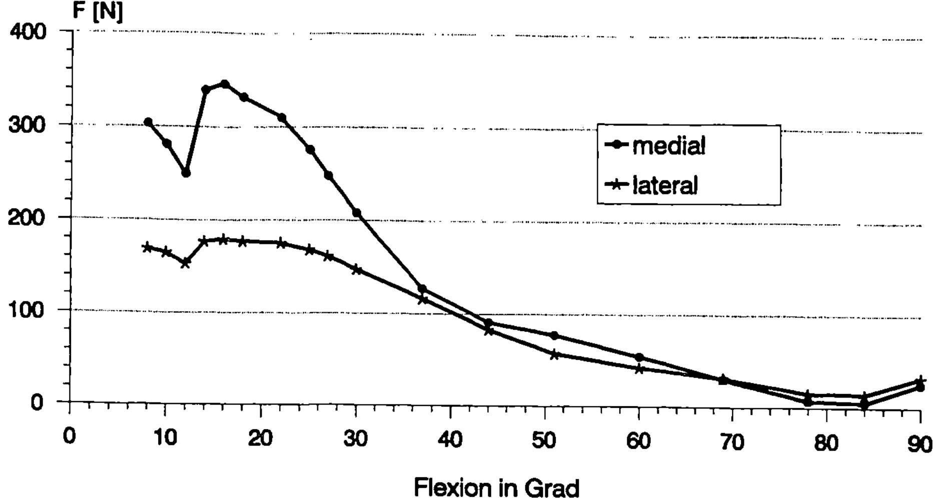

Abb. 48. Darstellung der Zwangskräfte medial und lateral bei Fixierung der Meßtöpfe 5 mm kranial der Kompromißachse. Die medial gemessenen Zwangskräfte liegen deutlich über denen der lateralen Seite

Dies ist auch während der Versuche daran zu beobachten, daß Ausweichbewegungen der Präparate auf der Außenseite des Gelenks auftreten. Die Beobachtung ist als Ausdruck des unterschiedlich straffen Gelenkhaltes zu deuten. Das Knie weist auf der Innenseite eine straffere Führung als auf der Außenseite auf (Müller 1982; Rehder 1988; Hughston et al. 1976).

Die simultane Registrierung des Spannungsverlaufes im vorderen und hinteren Kreuzband mit Meßtöpfen, die am Präparat fixiert sind, läßt auffällige Zusammen-

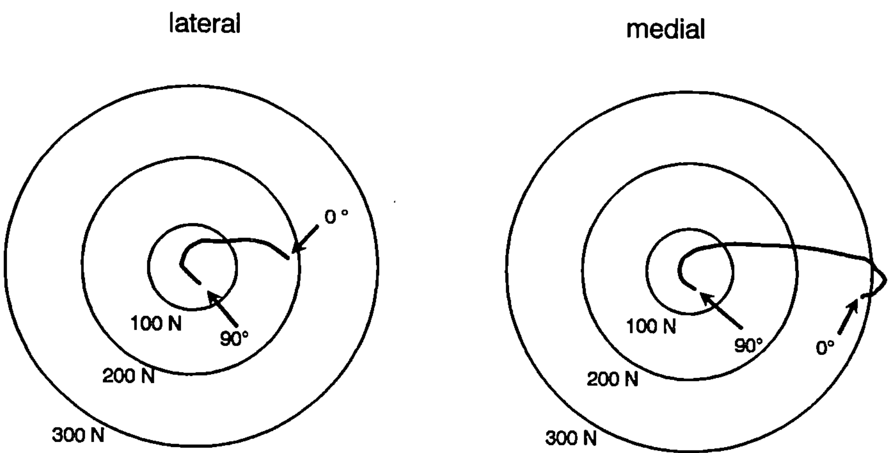

Abb. 49. Die Zwangskräfte sind im Kreisdiagramm aufgetragen. Die Kraftvektoren zeigen in diesem Beispiel konstant in eine Richtung *(rechts)*, und zwar in Belastungsrichtung des vorderen Kreuzbandes

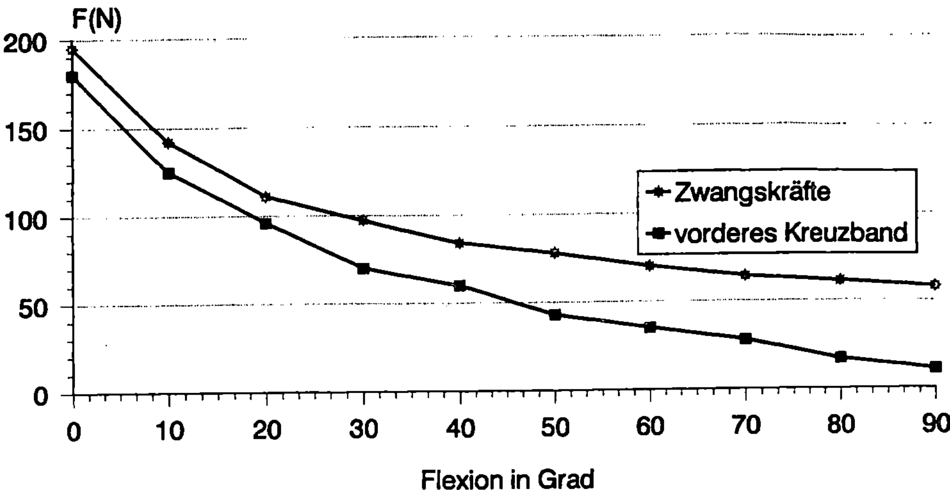

Abb. 50. Gegenüberstellung der addierten Zwangskraftkurven medial und lateral *(obere Kurve)* und der relativen Spannungsänderung im vorderen Kreuzband *(untere Kurve)*. Mit kontinuierlichem Anstieg der Zwangskräfte kommt es auch zu einer ebenso deutlichen Spannungszunahme im vorderen Kreuzband

hänge zwischen den Zwangskräften, die bei äußerer Führung des Knies gemessen werden und dem relativen Spannungsverlauf in den Kreuzbändern erkennen. Zur Verdeutlichung dieser Zusammenhänge werden die Zwangskräfte medial und lateral gesondert betrachtet und die Richtung ihrer resultierenden Kraft graphisch in einem Kreisdiagramm dargestellt (Abb. 49). Diese Diagramme zeigen beim Vergleich mit den Spannungskurven des vorderen und hinteren Kreuzbandes, daß Zwangskräfte, die in der Belastungsrichtung des vorderen Kreuzbandes bei Beugung zwischen 0 und 90° angreifen, auch zu einer meßbaren Zunahme der Spannung des vorderen Kreuzbandes führen (Abb. 50 und 51).

Zwangskräfte, die in der Belastungsrichtung des hinteren Kreuzbandes ausgerichtet sind, führen dagegen zu einer Abnahme des Spannung des vorderen Kreuzbandes und zu gleichzeitiger Spannungszunahme des hinteren Kreuzbandes (Abb. 52 und 53). Insofern ist aus der Registrierung der Zwangskräfte, ihrer Größe und der Richtung, in die sie wirken, indirekt ein Rückschluß auf die Beeinflussung des vorderen (Abb. 49) und hinteren Kreuzbandes (Abb. 54) möglich.

Trägt man die kontinuierlich über den Bewegungssektor von 90° ermittelten Zwangskräfte in einem Diagramm auf, so ergeben sich Kurvenverläufe, die den Spannungsverläufen in den Kreuzbändern ähneln. Das Auftreten hoher Zwangskräfte ist mit Spannungszunahmen im vorderen und/oder hinteren Kreuzband verbunden (Abb. 26 und 48 sowie Abb. 52 und 53).

Durch die Anordnung der Druckaufnehmer in den Meßtöpfen ist es möglich, die Richtung der Zwangskräfte zu ermitteln. Auf den Kreisdiagrammen können Größe und Richtung der gemessenen Kräfte dargestellt werden. Auffällig ist die Ähnlichkeit der Kurvenverläufe der Zwangskräfte mit denen der Kreuzbänder. Dies wird deutli-

44

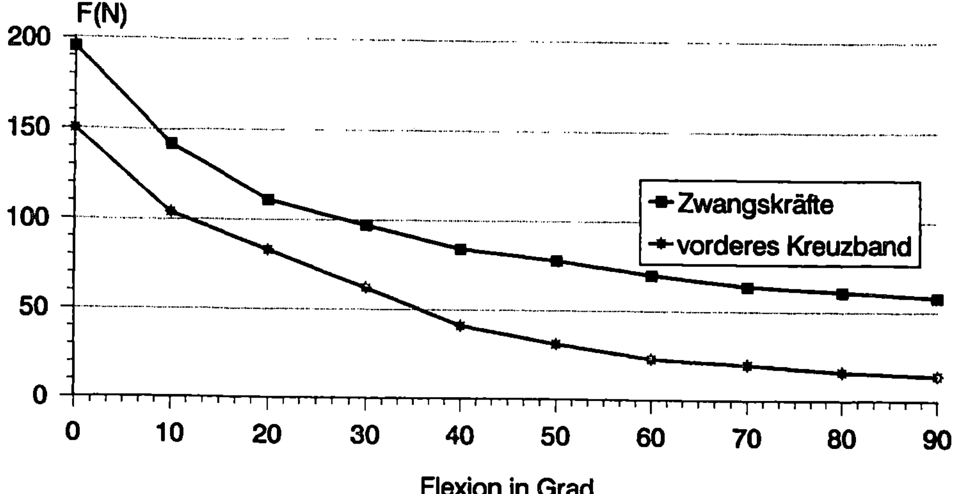

Abb. 51. Die Zwangskraftkurven medial und lateral *(obere Kurve)* sind addiert und der relativen Spannungsänderung im vorderen Kreuzband *(untere Kurve)* gegenübergestellt. Durch Subtraktion der Basiskurve von der dargestellten Spannungskurve kommt der ausschließliche Effekt der äußeren Zwangskräfte auf den Spannungsverlauf des Kreuzbandes zur Darstellung. Auffällig ist die starke Ähnlichkeit der Kurvenverläufe

cher, wenn man die Summe der Zwangskräfte, die über den Bewegungssektor von 90° ermittelt wurden, den Spannungskurven der Kreuzbänder gegenüberstellt. Die gleichzeitige Betrachtung der dazugehörigen Kreisdiagramme verdeutlicht die Zusammenhänge zwischen den gemessenen Zwangskräften und den Spannungsänderungen in

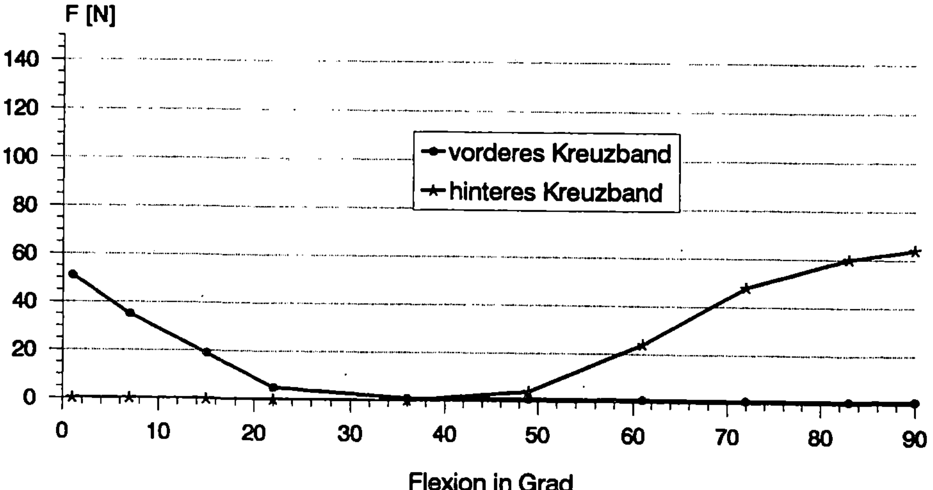

Abb. 52. Spannungsverlauf im hinteren Kreuzband bei 5 mm ventral der Kompromißachse zentrierten „Meßtöpfen". Mit zunehmender Beugung ist auch eine Zunahme der Spannung im hinteren Kreuzband zu verzeichnen

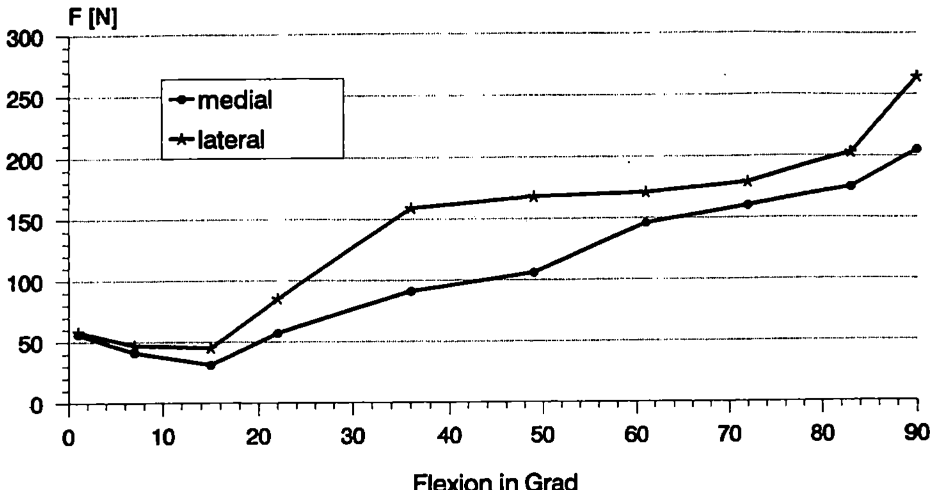

Abb. 53. Zwangskraftkurven medial und lateral bei 5 mm ventral der Kompromißachse fixierten „Meßtöpfen". Mit zunehmender Beugung ist auch eine Zunahme der Zwangskräfte zu registrieren

den Kreuzbändern. Die beste Übereinstimmung zwischen den Spannungskurven und den Kurven der Zwangskräfte ergibt sich, wenn die Richtung der Kraftvektoren über den untersuchten Bewegungssektor konstant ist (Abb. 49). Aus der Form der „Zwangskurven" können indirekt Rückschlüsse auf die Form der Spannungskurven in den Kreuzbändern gezogen werden. Damit erlaubt das Meßverfahren, indirekt Aussagen über die Spannungsbelastung in den Kreuzbändern zu machen.

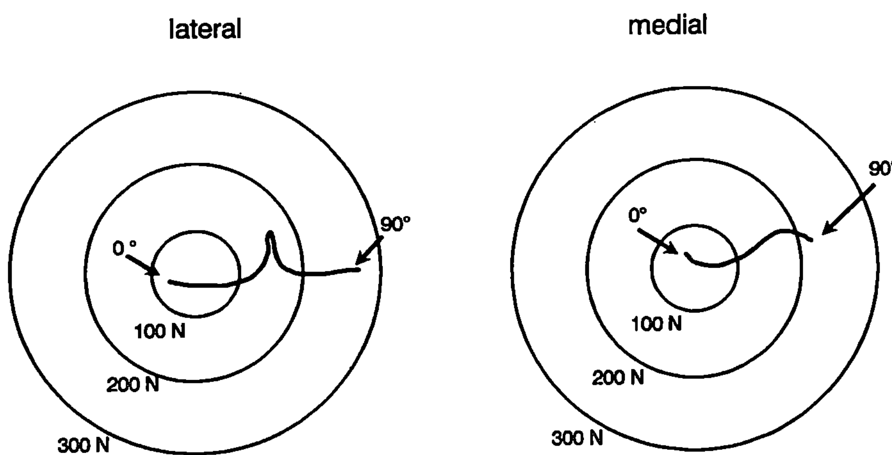

Abb. 54. Verlauf der Zwangskräfte *medial* und *lateral* im Kreisdiagramm bei 5 mm ventral der Kompromißachse fixierten „Meßtöpfen". Die Richtung der Kraftvektoren ist fast über den gesamten Untersuchungsbereich konstant, und zwar in Belastungsrichtung des hinteren Kreuzbandes

3.9 Analyse der Zwangskräfte,
die am Probanden ermittelt wurden

Die gleichzeitige Messung der Zugspannungen in den Kreuzbändern und der Zwangskräfte, die bei äußerer Führung des Kniegelenks auftreten, zeigt, daß eine direkte Beziehung zwischen diesen beiden Kräften besteht. Die bislang dargestellten Versuche sind in ihrem Aufbau allerdings stark idealisiert, weil die Präparate starr in einem Rahmen fixiert werden und die Meßtöpfe oder Schienengelenke mit dem Knochen verschraubt sind.

Für die Versuche mit Probanden ist jedoch das Festschrauben eines Orthesengelenks am Knochen nicht möglich. Die Zwangskräfte und die relativen Spannungsänderungen in den Kreuzbändern, die in den Versuchen an Leichenknieen gemessen wurden, sind mit Werten teilweise > 300 N sicher im Vergleich mit den Werten am Patientenknie stark überhöht. Für genähte oder plastisch ersetzte Bänder würden so hohe Spannungen eine Gefährdung in der kritischen Phase ihrer Einheilung bedeuten.

Um den tatsächlichen Verhältnissen näherzukommen, werden Meßtöpfe an der Meßorthese in gleicher Weise wie an den Präparaten fixiert und ausgerichtet. Die Zwangskräfte, die dabei gemessen werden können, fallen gegenüber den Versuchen an Leichenknieen deutlich geringer aus und überschreiten nicht 80 N, weil bei Kräften dieser Größe vom Probanden Schmerzen im Ober- und Unterschenkel empfunden werden und sich hierbei die Orthese am Bein verschiebt. Zwangskräfte > 80 N können nicht erreicht werden, weil die Orthese vorher am Bein verrutscht.

Die Kurven der Zwangskräfte, die am Probanden aufgezeichnet werden können, sind im Vergleich zu denen am Leichenpräparat eher gleichförmig. Die Kräfte betragen dabei 20 N ohne größere Differenzen über den untersuchten Bewegungssektor von 90° (Abb. 56 und 57). Die Versetzung der „Meßtöpfe" nach ventral und dorsal

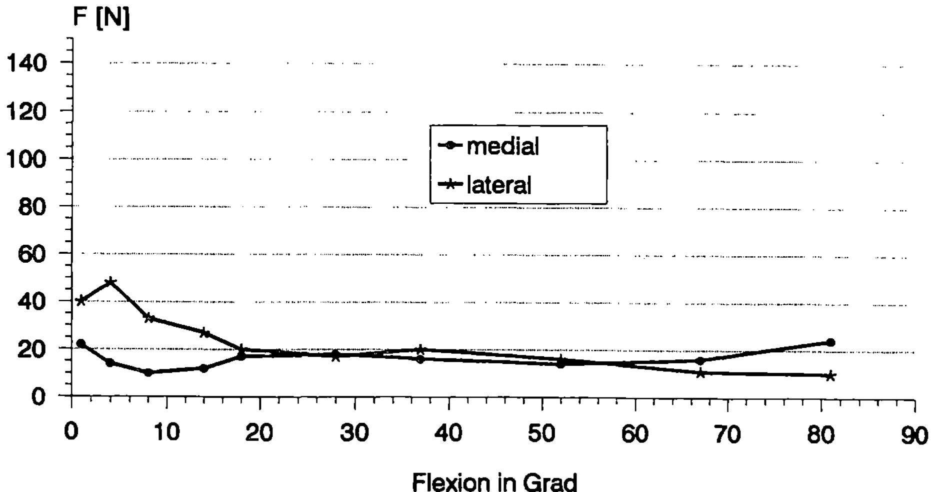

Abb. 55. Verlauf der Zwangskraftkurven am Probandenknie bei Fixierung der Meßtöpfe auf den Kompromißachsenpunkt. Verglichen mit den Untersuchungen am Leichenknie sind die Kräfte etwa um das 10fache kleiner!

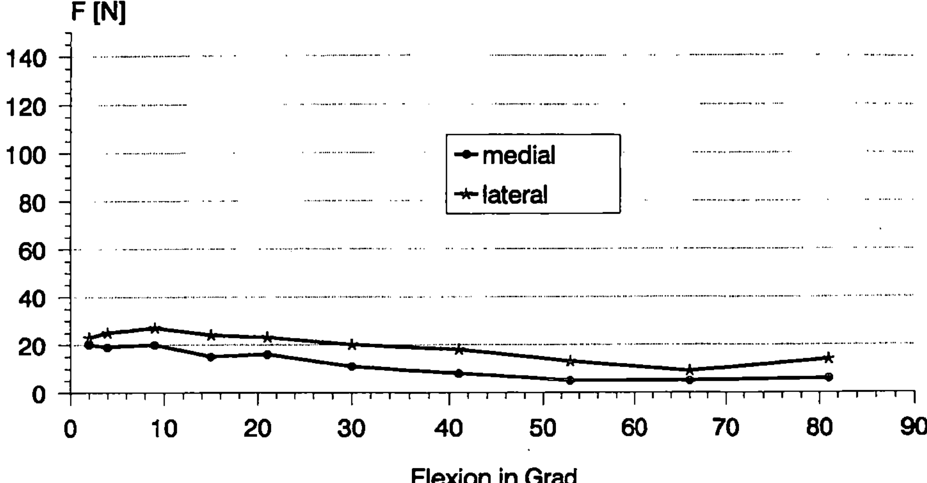

Abb. 56. Verlauf der Zwangskraftkurven am Probandenknie bei 5 mm kranial der Kompromißachse fixierten „Meßtöpfen". Verglichen mit den Untersuchungen am Leichenknie werden nur geringe Kräfte von 30 N erreicht

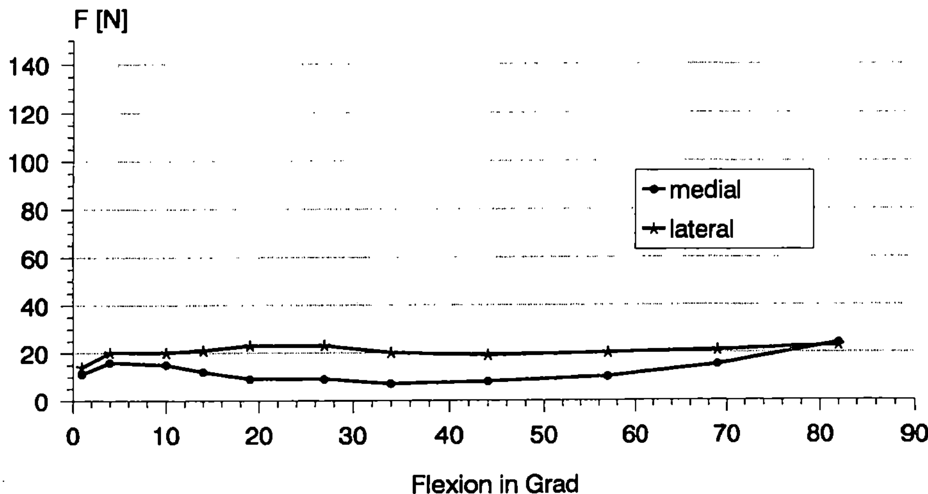

Abb. 57. Verlauf der Zwangskraftkurven am Probandenknie bei Fixierung der Meßtöpfe 5 mm distal der Kompromißachse

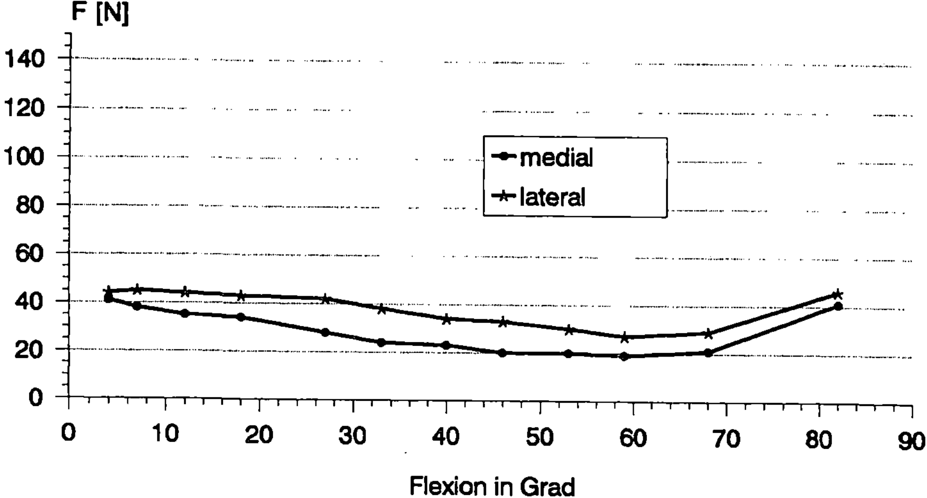

Abb. 58. Verlauf der Zwangskraftkurven am Probandenknie bei 5 mm ventral der Kompromißachse fixierten „Meßtöpfen"

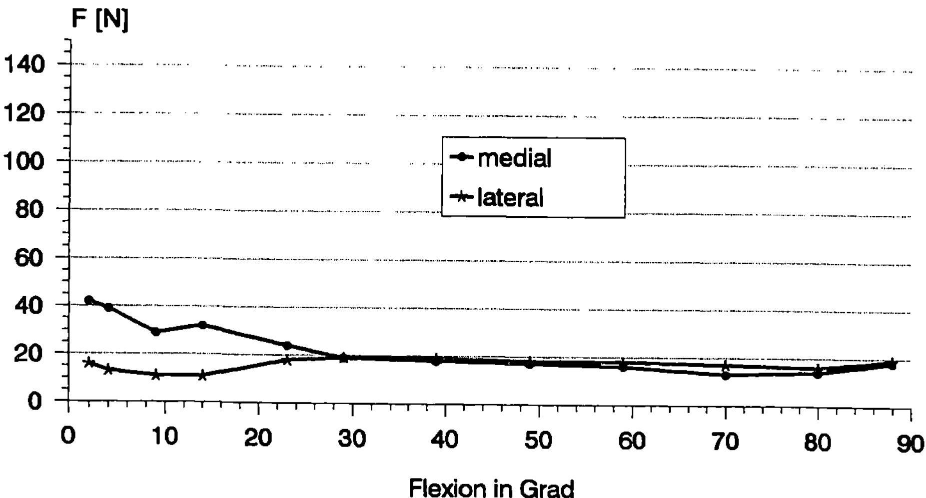

Abb. 59. Verlauf der Zwangskraftkurven am Probandenknie bei Fixierung der „Meßtöpfe" 5 mm dorsal der Kompromißachse

führt ebenso wie am Leichenpräparat zu erhöhten Zwangskräften, die allerdings Werte von 80 N nicht übersteigen (Abb. 58 und 59). Die geringsten Zwangskräfte lassen sich auch am Probanden bei Fixierung auf den Kompromißachsenpunkt messen (Abb. 55).

3.10 Zusammenfassung der Ergebnisse

Die Untersuchungen zur Bestimmung der Querachse des Kniegelenks am Leichenpräparat zeigen, daß die momentane Drehachse nicht genau genug bestimmt werden kann. Meßungenauigkeiten, die bei der Prüfmethode auftreten, führen durch Fehlerverstärkung im Rahmen der Rechenprogramme zu so großen Differenzen, daß eine momentane Drehachse nicht angegeben werden kann.

Deshalb wird die Bestimmung einer *Kompromißachse* vorgezogen. Sie ist definiert als diejenige Achse, die unter der Kniebewegung zwischen 0- und 90°-Beugung die geringste Lageänderung zeigt.

Mit einem neu entwickelten dreidimensionalen Meßverfahren kann die Lage der Kompromißachse im Raum mit einem Meßfehler von ± 1 mm angegeben werden.

Die „Durchtrittsstellen" der Kompromißachse durch die Femurkondylen liegen in der Frontalebene auf der Innenseite des Kniegelenks 20 mm, auf der Außenseite 18 mm oberhalb des Kniegelenkspaltes und in der Sagittalebene am Übergang vom mittleren zum hinteren Kondylendrittel.

Die Ermittlung der relativen Spannungen in den Kreuzbändern am unbelasteten Leichenpräparat ergibt für das vordere Kreuzband in der Streckphase eine kontinuierliche Spannungszunahme ab 25° bis auf 120 N. Bei Beugung zwischen 40 und 50° fällt die Spannung auf Werte von 15 N ab und erreicht bis zur rechtwinkligen Beugung Werte von 20 N.

Das hintere Kreuzband weist am unbelasteten Präparat einen nahezu konstanten Spannungsverlauf mit Werten von 15 N zwischen 90 und 60° auf. Bis zur vollständigen Streckung fällt die Spannung auf < 10 N ab.

Bei äußerer Führung des Kniegelenks durch Schienengelenke, die fest am Knochen verschraubt werden, treten dabei Zwangskräfte zwischen Knie- und Schienengelenk auf. Die Kräfte können mit speziellen Meßaufnehmern registriert werden, wobei ihre Größe und Richtung betrachtet werden.

Durch die Zwangsführung des Kniegelenks mit Schienengelenken lassen sich auch Änderungen der relativen Kreuzbandspannung messen, weil die Zwangskräfte in großem Umfang im Kreuzbandapparat wiedergefunden werden.

Alle untersuchten Schienengelenke führen zu Änderungen der relativen Kreuzbandspannung, wobei **Entlastungen** des vorderen Kreuzbandes mit **Belastungen** des hinteren Kreuzbandes verbunden sind und umgekehrt.

Die geringsten Abweichungen der relativen Kreuzbandspannung von der Ausgangsmessung ergeben sich bei Zentrierung der Schienengelenke auf den ermittelten Kompromißachsenpunkt.

Die Toleranzen, die bei der Einstellung der Schienengelenke hingenommen werden können, erweisen sich als sehr gering: Abweichungen von nur 5 mm haben bereits deutliche Änderungen der relativen Kreuzbandspannung zur Folge. Dies gilt besonders für Abweichungen von der Kompromißachse nach ventral oder dorsal.

Die Untersuchungen zum Bewegungsablauf verschiedener Schienengelenke lassen erkennen, daß die Bahnkurven der momentanen Bewegungsachsen dieser Gelenke erheblich differieren und zwar zwischen 0 und 12,5 mm in einem Bewegungssektor von 0–90°.

Zwischen den äußeren Zwangskräften und den relativen Spannungsverläufen in den Kreuzbändern kann eine direkte Beziehung hergestellt werden: Je größer die gemessenen Zwangskräfte sind, desto größer ist die Spannungszunahme in den Kreuzbändern, wenn die Richtung der Zwangskräfte in die Belastungsrichtung des vorderen oder hinteren Kreuzbandes weist.

Diese Erkenntnisse führen dazu, daß über die Messung von äußeren Zwangskräften Rückschlüsse auf den relativen Spannungsverlauf in den Kreuzbändern gezogen werden können.

Untersuchungen an Probanden lassen den Einfluß von Schienengelenken auf die Kreuzbänder erkennen. Die Haftung einer individuell nach Gipsabguß gefertigten Orthese an der Gliedmaße übersteigt Kräfte von 80 N nicht. Bei größeren Kräften verrutscht die Schiene am Bein. Damit werden höhere Zugspannungen in den Kreuzbändern verhindert. Verglichen mit den Untersuchungen am Leichenpräparat fallen die Zwangskräfte allerdings deutlich geringer aus. Daraus ist zu schließen, daß auch die Zugspannungen in den Kreuzbändern geringer sind.

Als Konsequenz aus den Untersuchungen kann festgestellt werden, daß das Tragen einer Knieorthese zu gefährlichen Zugspannungen in den Kreuzbändern führen kann. Die Kräfte fallen dabei um so größer aus, je weiter die Orthesengelenke vom Kompromißachsenpunkt entfernt fixiert werden. Je fester eine Orthese am Bein fixiert wird, um so größer sind die gemessenen Zwangskräfte und die Zugspannungen in den Kreuzbändern. Orthesen können zwar keine größeren Kräfte als 80 N übertragen, sie schützen aber andererseits den Kreuzbandapparat nicht wirksam vor Kräften, die von außen auf ihn einwirken.

4 Diskussion

Die Nachbehandlung von Kniebandoperationen hat in den letzten 15 Jahren entscheidende Wandlungen erfahren. Früher galten lang andauernde Immobilisationen der Gliedmaßen im Gipsverband als unverzichtbar für die Ausheilung der verletzten Bandstrukturen. Die Arbeiten von Salter et al. (1975, 1979, 1980, 1983) über das biologische Prinzip einer „continuous passive motion", einer frühzeitigen funktionellen Bewegungsbehandlung, haben die heutigen Behandlungskonzepte stark mitgeprägt.

Als Ersatz für fixierende Gipsverbände werden deshalb häufig *Knieorthesen* eingesetzt, die eine *begrenzte Gelenkbewegung* erlauben und die rekonstruierten oder genähten Bänder vor Schäden in der kritischen Phase ihrer Einheilung schützen sollen („protection brace").

Die Auffassung von Salter, daß Gelenkverletzungen unter kontinuierlicher Bewegung besser ausheilen als durch Ruhigstellung, ist inzwischen allgemein anerkannt. Dagegen besteht Uneinigkeit in der Frage, wie und womit der äußere Schutz des Kniebandapparates nach Operationen erreicht werden soll. Für Knieorthesen, die für diesen Zweck eingesetzt werden, ist bisher nicht eindeutig geklärt, ob sie den Anforderungen auch genügen (Groh 1961; Dehne u. Torp 1971; Roser et al. 1971; Helbing u. Burri 1977; Gerber et al. 1980, 1983; Paulos et al. 1981; Basset u. Fleming 1983; Munzinger 1983; Nicholas 1983; Heflet et al. 1984; Hofmann et al. 1984; D'Ambrosia u. Solomonow 1985; Hunter 1985; Beck et al. 1986; Baker et al. 1987; Coughlin et al. 1987; Noyes et al 1987; Sandberg et al. 1987; Cordes et al. 1988; Daniels u. Bähler 1988; Heindl 1988; Lobenhoffer et al. 1988; Mähly 1988; Millet u. Drez 1988; Bähler 1989; Biedermann 1989; Colville et al. 1989; Kohn u. Wirth 1989; Mishra et al. 1989; Rink et al. 1989; Sendler u. Mai 1989; Blauth u. Ulrich 1990; Dietschi et al. 1990; Dippold u. Martin 1990; Kühne u. Jansson 1990; Stoltze 1990).

In den letzten Jahren mehren sich jedoch *kritische Stimmen*, die die Leistungsfähigkeit der Schienen in Frage stellen, weil Übereinstimmungen der Knie- und Schienenachsen nicht genügend berücksichtigt werden und eine rutschsichere Befestigung der Orthesen am Bein nicht gewährleistet ist (Bähler 1988; Scharf et al. 1989; Blauth u. Ulrich 1990).

Beunruhigend sind zudem Veröffentlichungen, die auf schwere Knieband- und Unterschenkelverletzungen bei Sportlern hinweisen, die prophylaktisch mit Knieorthesen versorgt waren (Hewson et al. 1986; Garrick u. Requa 1987; Rovere et al. 1987; Teitz et al. 1987; Grace et al. 1988; Sitler et al. 1990).

Deshalb ist die Klärung der offenen Fragen dringend erforderlich. Dazu müssen zunächst die normalen Bewegungsabläufe des Kniegelenks analysiert und für die Anwendung von Orthesen nutzbar gemacht werden. Am Anfang der nachfolgenden Diskussion werden daher die Kniegelenkkinematik und die Bestimmung der Knieachsen als wesentliche Voraussetzungen für den Einsatz von Knieorthesen besprochen. Anschließend werden die besonderen Bedingungen der Spannungsverhältnisse der Kreuzbänder erörtert. Im letzten Teil wird auf die Auswirkungen von Knieorthesen auf die Kreuzbandspannungen sowie auf die Probleme bei der Anwendung dieser Hilfsmittel eingegangen. Schließlich werden Lösungsmöglichkeiten aufgezeigt.

4.1 Kniegelenkkinematik

Schon die Arbeiten der Gebrüder Weber (1836) enthalten wichtige Hinweise auf den komplizierten Bewegungsablauf des Kniegelenks: Aufgrund der Sprialform der Femurkondylen kann keine „feste" quere Achse für die Beuge- und Streckbewegungen vorliegen. Zusätzlich ist eine Rotation des Unterschenkels um seine Längsachse möglich. Diese Bewegung erreicht ihr größtmögliches Ausmaß in rechtwinkliger Kniebeugung. In der Schlußphase der Streckung kann eine Zwangsrotation des Unterschenkels nach außen, die sog. Schlußrotation, beobachtet werden (Meyer 1853).

Genauere Untersuchungen zur Kniegelenkbewegung wurden jedoch erst durch den Einsatz der Röntgenkinematografie möglich (Zuppinger 1904; Nietert 1975). Als Ergebnis kann festgehalten werden, daß eine kombinierte Bewegung von Rotation und Translation des Femurs „gegenüber" der Tibia stattfindet, was allgemein als Rollen und Gleiten bezeichnet wird (Menschik 1974; Maquet 1976; Mensch u. Amstutz 1975).

Während von einigen Autoren ein konstantes Verhältnis zwischen Rotation und Translation über den gesamten Bewegungssektor angenommen wird (Menschik), kommen andere zu gegenteiligen Ergebnissen mit einem stetig wechselnden Verhältnis zwischen Rotation und Translation (Rehder 1988).

Im Schrifttum findet man deshalb auch verschiedene Angaben zur Lage der momentanen Drehachse des Kniegelenks oder der Bahnkurve (Polkurve) dieser Drehachse (Zuppinger 1904; Fischer 1907; Strasser 1917; Groh 1955; Werther 1968; Wang et al. 1973; Huson 1974; Menschik 1974; Wirth u. Artmann 1974; Trent et al. 1976; Lewis u. Lew 1978; Müller 1982).

Offenbar liegen auch große individuelle Unterschiede vor: Nietert (1975) konnte z.B. trotz einer großen Zahl untersuchter Kniegelenke keine Normwerte für die Lage einer Polkurve angeben. Auch Blankevoort u. Huiskes (1987) beschrieben einen individuellen Spielraum bei der Kniebewegung, den sie „envelope of motion" nannten. Sie erklärten damit die große Streubreite der Ergebnisse ihrer Bewegungsanalysen.

Zu ähnlichen Ergebnissen kamen Jäger u. Hassenpflug (1981) in einer kleinen Serie röntgenkinematographischer Untersuchungen *an Probanden.*

Alle bisherigen Untersuchungen beruhen entweder auf *theoretischen* Überlegungen zum Bewegungsablauf des Kniegelenks (Menschik 1974; Rehder 1988; Gaudernak u. Schmidmaier 1991) oder auf der Analyse *röntgenkinematographischer* Bilder (v. Dijk et al. 1979).

Warum sind zur Frage der Lage der Polkurven bisher so wenige Fortschritte erzielt worden? Die angewandten Untersuchungsmethoden basieren lediglich auf der zweidimensionalen Betrachtung einer dreidimensionalen Bewegung.

Die Lageveränderung 2er Körper gegeneinander – in diesem Fall von Femur und Tibia – soll als Rotation um einen zentralen Drehpunkt beschrieben werden. *Je dichter* die beiden Positionen beieinander liegen, *um so ungenauer* wird die Berechnung des gemeinsamen Drehzentrums. Die Berechnung einer Polkurve setzt aber gerade die Betrachtung und Berechnung in möglichst kleinen Bewegungsschritten voraus! Deshalb ist es verständlich, daß eine „physiologische" Polkurve für ein individuelles Knie erst recht nicht genau angegeben werden kann.

Nach den bisherigen Analysen der Kniegelenkbewegungen kann man davon ausgehen, daß es bei der Kniebeugung zur einem „Wandern der momentanen Drehachse" nach hinten kommt. Die Länge der Bahnkurve in sagittaler Richtung wird mit etwa 10 mm angegeben (Strasser 1917; Frankel et al. 1971; Smidt 1973; Nietert 1975; Rehder 1988), wobei das maximal mögliche Bewegungsausmaß des Kniegelenks zugrundegelegt wird.

Alle bisherigen Untersuchungen erlauben keine verläßlichen Angaben über den Verlauf von Polkurven des Kniegelenks. Trotzdem kann auf Orientierungspunkte am Knie nicht verzichtet werden, wenn eine sichere und ungefährliche äußere Führung mit Orthesen gewährleistet werden soll. Aus diesem Grund hat man sich mit einer weniger genauen Angabe begnügt und den gefundenen Kompromiß als Kompromißachse bezeichnet.

4.2 Kompromißachse

Anstelle der momentanen Drehachse hat Nietert (1975) einen Punkt am Femur errechnet, dessen Bahnkurve bei der Kniebewegung die geringste Lageänderung erfährt. Diesen Punkt nannte er *Kompromißachsenpunkt*. Seine Lage gab er mit etwa 19 mm oberhalb des Gelenkspaltes und in sagittaler Richtung am Übergang vom mittleren zum hinteren Kondylendrittel an.

Für Nieterts Untersuchungen waren aufwendige röntgenkinematographische Untersuchungen erforderlich. Dabei wird der dreidimensionale Gelenkkörper auf eine zweidimensionale Abbildung reduziert, wobei die Abbildungsfehler nicht genau bestimmt werden können. Eine *getrennte* Angabe der Kompromißachsenpunkte auf der medialen und lateralen Seite des Kniegelenks findet man in der Arbeit von Nietert *nicht*.

Das *vorgestellte eigene Meßverfahren* zur Bestimmung einer Querachse des Kniegelenks berücksichtigt dagegen die Dreidimensionalität der Gelenkkörper und stützt sich auf einen Kompromißachsenpunkt, der *getrennt* für die Innen- und Außenseite des Kniegelenks errechnet werden kann. Die Lage der Kompromißachse wird an ähnlicher Stelle gefunden wie Nietert sie angegeben hat. Nach den eigenen Messungen verläuft die Kompromißachse in frontaler Richtung allerdings von medial nach lateral gering abfallend; bei sagittaler Betrachtung ergibt sich eine Neigung von medial hinten nach lateral vorne.

Diese räumliche Lage der Kompromißachse muß bei der Justierung von Orthesen beachtet werden, wenn unerwünschte Inkongruenzen vermieden werden sollen.

Die eigenen Versuche wurden bislang nur an Leichenknieen durchgeführt, weil eine stabile und für die Dauer der Messung unverrückbare Lage des Beines in der

Meßvorrichtung notwendig ist. Wenn es gelingt, eine ebenso sichere und feste Führung für Extremitäten von Probanden und Patienten zu erreichen, wäre mit der eigenen Methode auch eine direkte Markierung der Kompromißachsenpunkte am Patientenknie möglich. Entsprechende Untersuchungen hierzu sind noch nicht abgeschlossen.

Neben der genauen Kenntnis der Drehzentren des Kniegelenks sind für die operative Behandlung von Bandverletzungen und deren Nachsorge ebenso eingehende Erkenntnisse über das Spannungsverhalten der Kniebänder erforderlich. Nur durch Beachtung der physiologischen Bandspannungen sind leistungsfähige operative Rekonstruktionen und gefahrlose postoperative Behandlungen möglich. Die bisherigen Untersuchungen zur Bandspannung der Kreuzbänder haben jedoch teilweise zu unterschiedlichen Ergebnissen geführt.

4.3 Bänderkinematik

Für das vordere Kreuzband wird nach Meinung der meisten Autoren dabei in vollständiger Streckung und in Überstreckung ein Spannungsmaximum erreicht, welches bei einem Beugewinkel von 40–50° auf ein Minimum abfällt. Bei rechtwinkliger Beugung nimmt die Spannung wieder zu und steigt bei weiterer Beugung kontinuierlich an.

Das hintere Kreuzband soll demgegenüber in der Streckung nur eine geringe Spannung zeigen, die bei rechtwinkliger Beugung allmählich ansteigt und mit weiterer Beugung zunimmt (Strasser 1917; Lenggenhager 1940; Brantigan u. Voshell 1941; Knese 1950; Steindler 1955; Castaing et al. 1972; Burri et al. 1973; Artmann u. Wirth 1974; Hertel u. Schweiberer 1975; Kennedy et al. 1976; Erkmann u. Walker 1974; Wirth et al. 1984; Hassenpflug et al. 1985; Henning et al. 1985; Rehder u. Zabel 1986; Renström et al. 1986; Penner et al 1988).

Die angegebenen Meßwerte wurden auf unterschiedliche Weise ermittelt. Kennedy et al. (1976) prüften z.B. die Spannung des vorderen Kreuzbandes während der Kniebewegung mit einem Tasthäkchen. Mit dieser Methode sind jedoch nur qualitative Beurteilungen des Spannungszustandes und keine Vergleiche mit anderen Untersuchungen möglich. Kolditz u. Schulitz (1981) sowie Arms et al. (1984) benutzten Quecksilbermeßelemente (Whitney-gage), die sie in das vordere Kreuzband implantierten. Damit ließen sich Anteile des vorderen Kreuzbandes (anteromedial, posterolateral) getrennt untersuchen, wobei zwischen diesen beiden Anteilen nur geringe Unterschiede in ihrem Spannungsverhalten gefunden wurden. Claes u. Mutschler (1981) benutzten für ihre Messungen Ω-förmige Dehnungsmeßstreifen, die sie auf die Bänder aufnähten. Durch die Formgebung der Dehnungsmeßstreifen ist die tatsächliche *Dehnungsmessung* eines Bandes möglich; das direkte Aufnähen von Dehnungsmeßstreifen auf die Bänder kommt dagegen einer Messung der *Längenänderung* eines Bandes gleich.

Wirth et al. (1984) benutzten für ihre Untersuchungen ein Fadenmodell. Dabei werden die einzelnen Faserbündelanteile des vorderen Kreuzbandes durch Fäden ersetzt, deren Längenänderung während der Bewegung gemessen werden kann. Aus der Längendifferenz, die unter der Bewegung auftritt, ist jedoch nicht auf tatsächlich auftretende *Spannungsänderungen* im Band zu schließen, weil die elastischen Anteile des Bandes in dieser Messung nicht berücksichtigt werden.

Rehder stellte 1988 ein mathematisches Modell vor, mit dem die Bänderkinematik des Kniegelenks errechnet werden soll. Der Autor beschreibt die Form der Femurkondylen mit Hilfe der Evolventengeometrie. Das spiralförmige Aussehen der Kondylen bei seitlicher Betrachtung läßt sich nach seinen Untersuchungen durch eine Gerade, die auf einem Kreis abrollt, beschreiben; die *Kreisvolvente*. Mit dieser Methode konnte Rehder die Bahnkurven der femoralen Ansatzpunkte der Kniebänder berechnen, eine wesentliche Voraussetzung um Längenänderungen der Bänder unter der Bewegung zu bestimmen.

Die Vorgaben zur Lage, Länge, Ansatz und Ursprung der Kniebänder, die für die Berechnungen erforderlich waren, wurden *einem* Präparat entnommen. Mit seinem Rechenmodell konnte Rehder zeigen, daß Spannungswellen durch die Bänder laufen und sich jeweils nur Einzelanteile von Faserbündeln in einer bestimmten Bewegungsphase im „Eingriff" befinden und damit für die Bewegung bestimmend werden.

Die *mathematischen Modellberechnungen* von Rehder sind für das Verständnis der Funktionen des Kreuzbandapparates und für Überlegungen der operativen Behandlung bei Verletzungen außerordentlich hilfreich, auch wenn eine Überprüfung dieser theoretischen Berechnungen am Präparat bisher nicht stattgefunden hat.

Dies ist ausgesprochen schwierig, weil es im Gegensatz zum mathematischen Modell unmöglich ist, komplizierte und ineinander verdrillte Bänder in ihren *einzelnen* Bandfaseranteilen zu untersuchen (Burri u. Helbing 1977; Wirth u. Küsswetter 1978; Hertel 1980; Claes u. Mutschler 1981; Markolf et al. 1990).

Für die eigenen Untersuchungen kam es nicht auf *absolute* Spannungsmessungen in den Kreuzbändern an. Vielmehr galt es, die *relativen* Spannungsänderungen zu betrachten, die bei äußerer Gelenkführung mit Orthesen auftreten.

Die relativen Spannungsmessungen im vorderen und hinteren Kreuzband über einen zentral im Kreuzband plazierten Meßdraht liefern Ergebnisse, die mit den Untersuchungen von Wirth et al. gut übereinstimmen (Abb. 60). Die Verfahren sind insofern ähnlich, als auch mit der eigenen Methode im engeren Sinne Wegänderungen aufgezeichnet werden, die als „Spannung" gemessen werden. Wegen der qualitativ guten Übereinstimmung mit anderen Untersuchungen (Wirth u. Küsswetter 1978; Küsswetter u. Wirth 1978; Claes u. Mutschler 1981; Kolditz u. Schulitz 1981; Arms et al. 1984) konnte auf kompliziertere Meßverfahren verzichtet werden. Die differenzierte Betrachtung einzelner Faserbündel wird deshalb vernachlässigt, weil Knieorthesen meistens zum Schutz *plastisch ersetzter* Bänder eingesetzt werden. Bei den Transplantaten liegt jedoch nicht die originäre Textur eines Kreuzbandes vor, sondern Sehnengewebe, welches eine bestenfalls in Längsrichtung ausgerichtete Faseranordnung aufweist. Sie können vereinfachend als Kabel betrachtet werden.

Die Untersuchungen zur Gelenkkinematik und zum Spannungsverhalten der Kniebänder lassen mit großer Wahrscheinlichkeit erkennen, daß in einem begrenzten Bewegungssektor zwischen 20 und 70° nur mäßige Spannungen auf den Kreuzbändern lasten. Die vollständige Streckung und auch Beugung nahe dem rechten Winkel und darüber hinaus führen dagegen zu starken Zugspannungen im vorderen und hinteren Kreuzband.

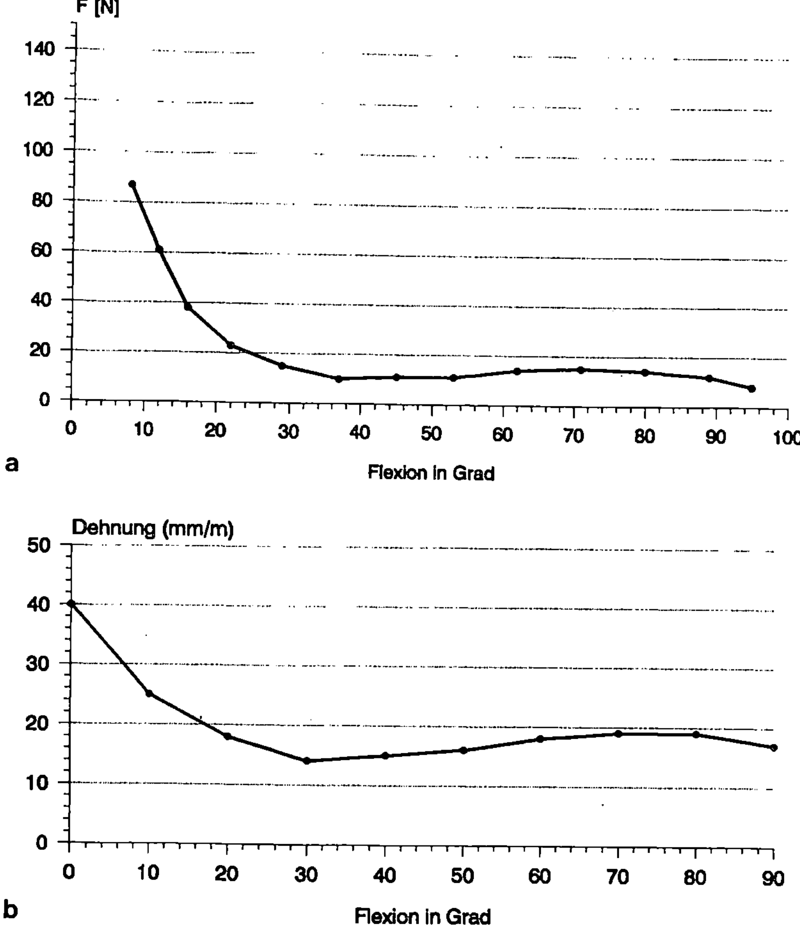

Abb. 60 a, b. Gegenüberstellung der Spannungsmessung im vorderen Kreuzband mit der eigenen Methode (a) und der Messung der Längenänderung mit dem Fadenmodell nach Wirth et al. (1984) (b). Qualitativ sind die Ergebnisse auffallend ähnlich

4.4 Knieschienen

In einer eigenen Untersuchung (Blauth u. Ulrich 1990) konnte nachgewiesen werden, daß eine Kongruenz von Knie- und Schienengelenk in den meisten Fällen selbst für einen begrenzten Bewegungssektor nicht erreicht werden konnte! Differenzen von mehr als 1 cm zwischen den Drehzentren waren bei vielen Patienten zu finden!

Neben der unbefriedigenden Justierung der Orthesen, die röntgenologisch dokumentiert werden konnte, interessierte besonders die Frage, ob sich fehlerhaft sitzende Orthesen nicht auch schädlich auf den Kreuzbandapparat auswirken können. Dazu findet man im Schrifttum bislang keine Hinweise.

Wie schwer eine überzeugende Antwort zu finden ist, geht allein schon aus dem bisher vollständig vernachlässigten Einfluß rotierender Kräfte hervor: Bei der äußeren

Führung des Kniegelenks durch Orthesen muß nämlich neben der Beuge- und Streckbewegung auch die Rotation des Unterschenkels um seine Längsachse berücksichtigt
werden. Die Rotationsmöglichkeit beträgt nach Angaben verschiedener Autoren zwischen 50° (Fick 1911) und 6–33° (Brantigan u. Voshell 1941). Davon entfallen nach
Lanz u. Wachsmuth (1972) 10° auf die Innenrotation und bis zu 42° auf die Außenrotation. In vollständiger Streckung kommt es zur „Schlußrotation" des Unterschenkels nach außen um 10–15° (Menschik 1975).

Die Bedeutung der Rotation des Unterschenkels um seine Längsachse wird jedoch
in den meisten Arbeiten über Knieorthesen vernachlässigt, weil dadurch die Konstruktion der Schienen noch komplizierter wird. Helfet et al. (1984) sowie Walker et
al. (1985) haben die kombinierte Beuge-Streck-Bewegung und Rotation im Kniegelenk analysiert. Sie kamen aufgrund ihrer dreidimensionalen Untersuchung im Gegensatz zu Menschik zu dem Ergebnis, daß die Querachse des Kniegelenks eine
schraubenförmige Bewegung vollführt („helical axis").

Die schraubenförmige Verdrehung der Achse ahmten die Autoren durch komplizierte Getriebekonstruktionen nach, die sie zur äußeren Knieführung auf der Innen-
und Außenseite anbrachten. Theoretisch kommt diese Form der äußeren Gelenkführung der natürlichen Bewegung sehr nahe, weil dabei alle Bewegungsqualitäten imi-
tiert werden können. Die Umsetzung in die Praxis hat sich jedoch als sehr schwierig
erwiesen. Aus diesem Grunde haben derartige Gelenkkonstruktionen keine weite
Verbreitung gefunden.

Betrachtet man den Aufbau von Knieschienen, so können 2 große Gruppen gebil-
det werden:

1. Orthesen mit seitlich angebrachten Schienen, die über Gurte und Bänder miteinander verbunden werden (z.B. Lenox-Hill Schiene).
2. Modelle, bei denen die seitlich angebrachten Schienengelenke über eine Rahmenkonstruktion zusammenhalten (z.B. Iowa-Schiene, Abb. 1 a).

Für beide Typen gilt, daß sich bei Rotation des Unterschenkels entweder das Bein in
der Schiene dreht oder die Schiene sich um das Bein dreht. In beiden Fällen ist deshalb eine Übereinstimmung der Drehzentren des Schienen- und Kniegelenks nicht
gegeben.

Für die Konstruktion der Schienengelenke wurden die theoretisch errechneten
Polkurven zugrunde gelegt, obwohl bis heute verläßliche Angaben über ihre Lage
nicht existieren. Am weitesten verbreitet sind neben Scharniergelenken Zahnsegmentgelenke und Viergelenkgetriebekonstruktionen.

Die eigenen Untersuchungen über den Bewegungsablauf dieser Gelenke zeigen
deutliche Unterschiede auf. Schon in einem begrenzten Bewegungssektor von 90° variiert die Länge ihrer Polkurven zwischen 0 mm für das Scharniergelenk und 12,5 mm
für das untersuchte Viergelenkgetriebe. Bei derart unterschiedlichen Gelenkkonstruktionen und damit verbundenen Bewegungsabläufen muß man auch unterschiedliche
Auswirkungen auf das Kniegelenk und besonders auf den Bandapparat erwarten.

Der vorgestellte Versuchsaufbau erlaubt die gleichzeitige relative Spannungsmessung im vorderen und hinteren Kreuzband und die Aufzeichnung von Zwangskräften,
die bei äußerer Führung des Kniegelenks mit Schienengelenken auftreten.

58

Dabei zeigt sich, daß mit keinem der untersuchten Schienengelenke gleiche Spannungen in den Kreuzbändern erreicht werden können wie am unbelasteten Präparat. Die stärksten Abweichungen von den Ausgangsuntersuchungen werden bei Verwendung einfacher Scharniere erreicht, auch wenn diese auf den Kompromißachsenpunkt fixiert werden. Die größten Spannungszunahmen in den Kreuzbändern lassen sich durch Verschieben der Gelenke in sagittaler Richtung bewirken. Dabei reicht eine 5-mm-Abweichung bereits aus, um beträchtliche Zugspannungen zu verursachen. Aufgrund der Formgebung der Femurkondylen und der räumlichen Anordnung der Kreuzbänder bewirkt die Versetzung der Schienengelenke nach *vorne* eine Mehrbelastung des *hinteren* Kreuzbandes und umgekehrt die Versetzung nach *hinten* eine Mehrbelastung des *vorderen Kreuzbandes.*

Sämtliche mit einem Scharniergelenk durchgeführten Versuche dokumentieren, daß stets erhöhte Zugspannungen in den Kreuzbändern bestehen, verglichen mit den Versuchen am unbelasteten Präparat. Die äußere Gelenkführung mit einem Scharnier ist aufgrund dieser Ergebnisse nicht geeignet, die Kreuzbänder wirksam zu schützen und sinnvoll zu entlasten. Dennoch zeigen die Versuche die Bedeutung eines Kompromißachsenpunktes bei der Justierung der Gelenke: Nur bei Einstellung auf den individuell ermittelten Kompromißachsenpunkt lassen sich die relativ geringsten Abweichungen der Zugspannung in den Kreuzbändern erreichen.

Die Toleranz bei der Wahl der Achsenpunkte ist dabei mit < 5 mm sehr gering. Wird diese Toleranzgrenze überschritten, treten starke Zugspannungen in den Kreuzbändern auf, die sogar zu Bewegungseinschränkungen des Gelenks führen. Berücksichtigt man die in der eigenen Serie gefundene individuelle Streubreite von 3 mm in der Höhenangabe des Achsenpunktes über dem Kniegelenkspalt (15–23 mm), dann wird die Notwendigkeit einer individuellen Einstellung der Gelenke auf den Kompromißachsenpunkt deutlich.

Das klinisch „erfolgreiche" System von Knieführungsschienen mit einem Scharnier kann demnach nicht auf einer *sicheren äußeren* Gelenkführung beruhen. Die „Erfolge" bei der Stabilisierung instabiler Kniegelenke müssen über einen anderen Mechanismus als den der sicheren äußeren Gelenkführung mit Scharnierorthesen erklärt werden. Dabei ist vor allem an eine verbesserte muskuläre Koordination zu denken, die vielleicht durch die Orthesen bewirkt wird. So haben Schmickal et al. (1989) verschiedene Orthesen und Kniebandagen auf ihre subjektive und objektive Wirksamkeit bei instabilen Kniegelenken untersucht. Sie konnten feststellen, daß auch die Verwendung von einfachen Bandagen bei *fehlender objektiver Gelenkstabilisierung* subjektiv ein vermehrtes Stabilitätsgefühl bewirkt. Wojtys et al. (1990) untersuchten 14 verschiedene Orthesen auf ihre Wirkung und fanden eine deutliche Diskrepanz zwischen subjektiver und objektiver Stabilitätsbewertung. Auch sie vermuteten als Ursache dieser Diskrepanz und als wesentlichen Effekt vieler Orthesen eine muskuläre Fazilitation und auf diesem Wege eine verbesserte Koordination.

Die Verwendung von *Zahnsegementgelenken* zur äußeren Gelenkführung beruht auf der Vorstellung, daß durch den Getriebemechanismus 2er aufeinander abrollender Zahnräder eine Verlagerung der momentanen Drehachse auf einer Bahnkurve erzielt wird, die der Polkurve des Kniegelenks entspricht. Die Bahnlänge der Polkurve des verwendeten Gelenks beträgt in einem Sektor von 90° 6,25 mm.

Zentriert man dieses Gelenk auf den Kompromißachsenpunkt, dann findet man eine relativ gute Übereinstimmung der Bandspannungen im vorderen und hinteren Kreuzband verglichen mit der Ausgangsuntersuchung. Bedingt durch das „Wandern" der Drehachse führen Verschiebungen der Gelenke vom Kompromißachsenpunkt zu deutlichen Änderungen der Zugspannung in den Kreuzbändern. Erwartungsgemäß sind die Abweichungen am stärksten bei Verschiebung der Gelenke in sagittaler Richtung. Die Hebelwirkung des Zahnsegementgelenks auf die Kreuzbänder ist zwar verglichen mit dem Scharniergelenk geringer, die gemessenen Zugspannungen in den Kreuzbändern sind aber immer noch groß.

Die Verwendung von Gelenken mit nicht konstanter Drehachse erfordert eine genaue Justierung am Kniegelenk. Gerade hierfür gibt es jedoch weder im Schrifttum noch von den Orthesenherstellern präzise Angaben. Deshalb erschien es notwendig, für die Versuche definierte Bedingungen zu schaffen, indem Justierungspunkte für die Orthesengelenke bestimmt wurden.

Für das *Zahnsegmentgelenk* wurde die Bahnkurve der momentanen Drehachse (Polkurve) bestimmt und vermessen. Ähnlich wie für das Kniegelenk läßt sich auch für das Zahnsegmentgelenk ein Kompromißachsenpunkt bestimmen. Er liegt bei dem verwendeten Gelenk in der Mitte zwischen den beiden Zahrädern und 3 mm dahinter.

Dieser Punkt wird auf den benutzten Gelenken markiert, um einen *Referenzpunkt* bei der Justierung zu erhalten. Die praktische Überprüfung zeigt, daß bei Justierung des Zahnsegmentgelenks mit seinem Kompromißachsenpunkt auf den Kompromißachsenpunkt des Kniegelenks eine relativ gute Übereinstimmung der Bandspannung verglichen mit der Ausgangsuntersuchung erzielt werden kann.

Abweichungen der Zahnsegmentgelenke mit ihrem Kompromißachsenpunkt von dem des Kniegelenks bis zu 5 mm führen bereits zu beträchtlichen Änderungen der Zugspannung in den Kreuzbändern. Dabei findet man die stärksten Abweichungen bei Verschiebung der Gelenke in sagittaler Richtung. Diese Phänomene sind dadurch bedingt, daß sich in diesen Positionen die momentanen Drehachsen von Knie- und Orthesengelenk weiter voneinander entfernen als wenn die Gelenke in axialer Richtung verschoben werden.

Viergelenkschienen werden in Anlehnung an das Modell der überschlagenen Viergelenkkette benutzt, weil man von der Vorstellung ausgeht, daß damit am besten die Kniebewegung nachvollzogen werden kann. Die 4 Drehpunkte sind dabei durch Stäbe miteinander verbunden, die stellvertretend für die Kreuzbänder verwendet werden. Dabei wird vereinfachend ein „Normmaß" für die Länge der Kreuzbänder gewählt, was der Realität nicht entspricht. Neben den *Größenunterschieden* findet man in dem großen Angebot solcher Gelenke noch weitere Unterschiede: Die Ausrichtung der Stäbe zur Längsachse des Beines ist nicht einheitlich, das Längenverhältnis der Stäbe zueinander nicht konstant. Dennoch nehmen alle Gelenke für sich in Anspruch, „physiologisch" zu sein, was bei der aufgezeigten Varianz als zweifelhaft angesehen werden muß. Bähler(1988) hat darauf hingewiesen, daß einheitliche Größenmaße für diese Gelenkart nicht angenommen werden können. Eine individuelle Anpassung setzt die genauen Kenntnisse der Größenverhältnisse im Kniegelenk voraus.

Auch für das Viergelenk gibt es von den Herstellern keine genauen Justierangaben; die Feststellung, daß ein Gelenkschenkel auf Höhe des Gelenkspaltes liegen soll, erscheint nicht ausreichend. Deshalb wurde in den eigenen Versuchen wie für das

60

Zahnsegmentgelenk eine Kompromißachsenpunkt bestimmt, mit dessen Hilfe die Gelenke genauer justiert werden können.

Die *Spannungsmessungen* in den Kreuzbändern mit angelegten Viergelenkschienen zeigen, daß die bestmögliche Gelenkeinstellung wiederum bei Zentrierung auf den Kompromißachsenpunkt von Knie- und Orthesengelenk vorliegt. Die Länge der Bahnkurve der momentanen Drehachse von 12,5 mm für das untersuchte Viergelenk entspricht offenbar nicht der „physiologischen" Bahnkurve. Im Vergleich mit dem Zahnsegmentgelenk sind die gemessenen relativen Spannungsänderungen in den Kreuzbändern größer. Je länger die Polkurve der untersuchten Schienengelenke ist, umso wichtiger wird die genaue Justierung der Gelenke auf den richtigen Achsenpunkt des Kniegelenks.

Betrachtet man die Zugspannungen in den Kreuzbändern bei äußerer Gelenkführung mit Orthesen, so zeigt sich, daß *Entlastungen eines Bandes* nur durch *gleichzeitige Belastungen eines anderen Bandes* erreicht werden können. Ein Spannungsverhalten, wie es am unbelasteten Präparat gemessen werden kann, läßt sich mit keinem Gelenk erreichen.

Die Veränderungen in dem Spannungsverhalten der Kreuzbänder sind Ausdruck der Zwangsführung des Gelenks über die extern angebrachten Orthesengelenke. Die Messung dieser Zwangskräfte erlaubt Aussagen über das Ausmaß der jeweiligen Zwangsführung des Gelenks.

4.5 Zwangskräfte

Regalbuto et al. (1989) haben Zwangskräfte, die zwischen den Knieen von Probanden und angelegten Orthesen auftreten, gemessen. Die Autoren fanden eine deutliche Abhängigkeit der Größe der jeweiligen Zwangskräfte von der Art der verwendeten Gelenke und ihrer Justierung am Bein.

Die Größe der Zwangskräfte, die im Orthesengelenk gemessen werden, ist auch in den *eigenen Versuchen* eindeutig abhängig vom Ausmaß der Kongruenz der beiden Systeme (Knie- und Orthesengelenk), die miteinander zum „Gleichlauf" gebracht werden sollen. Neben ihrer Größenbestimmung ist aufgrund der räumlichen Anordnung der Druckaufnehmer in den „Meßtöpfen" gleichzeitig auch die Bestimmung der Kraftvektoren möglich.

Durch Gegenüberstellung der relativen *Spannungskurven* in den Kreuzbändern und den dazugehörigen „*Zwangskraftkurven*" wird eine Ähnlichkeit in ihrem Verlauf deutlich. Zunehmende Zugspannungen in den Kreuzbändern sind jeweils mit stärkeren Zwangskräften im Orthesengelenk verbunden. Dabei muß es sich offenbar um Kräfte handeln, die die Bänder in Form von Distraktions- oder Rotationskräften auf Zug belasten. Reine Kompression, die die Gelenkpartner aufeinander preßt, bewirkt keine Änderung der Bandspannung, die mit dem eigenen Verfahren registriert werden kann.

Zur *Überprüfung*, inwiefern es sich bei den gemessenen Kräften um Kompressions- oder Distraktionskräfte handelt, werden die Kräfte als Vektoren im Kreisdiagramm aufgetragen. Dabei lassen sich Beziehungen zwischen den Zwangskräften und Änderungen der Zugspannung in den Kreuzbändern ablesen. Wie in Einzelbeispielen dargestellt, führen Zwangskräfte, die konstant in eine Richtung weisen, die z.B. der Verlaufsrichtung des vorderen Kreuzbandes entsprechen, zu einer Mehrbelastung dieses Bandes. Damit ist eine indirekte Überprüfung der Kreuzbandspannung von außen her möglich.

Von *klinischer* Bedeutung ist die Frage, ob die im Leichenexperiment gemessenen Zwangskräfte bei äußerer Kniegelenkführung auch am gesunden Probandenknie auftreten.

4.6 Probandenversuche

Dabei zeigt sich, daß die am Probanden registrierten Zwangskräfte ganz erheblich unter den Werten liegen, die am Leichenknie gemessen werden können. Zwangskräfte > 60–80 N werden in keinem einzigen Versuch erreicht, eher wird von den Probanden ein schmerzhaftes Verrutschen der Orthesen am Bein angegeben.

Bei den Probanden kommt es aufgrund der Inkongruenz von Orthesen- und Kniegelenk zu Relativbewegungen. Reibungskräfte zwischen Orthesenschale und Haut wirken diesen entgegen. Zunächst verspüren die Versuchspersonen ein schmerzhaftes Ziehen an der Haut. Bei größeren Relativbewegungen wird die Haftung auf der Haut überwunden und die Orthese verrutscht. Große Zwangskräfte bei gestrecktem oder rechtwinklig gebeugtem Kniegelenk, wie sie am Leichenknie gemessen werden können, werden bei den Probandenversuchen nicht erreicht.

Dabei ist das Phänomen der „Selbstjustierung" der Schiene zu beobachten: Sie weicht während der Bewegung den Zwangskräften aus und verrutscht am Bein.

Die Beobachtung, daß Orthesen bei relativ geringen Zwangskräften bereits verrutschen, muß Zweifel an ihrem Wert bei der Gelenkführung und bei der Schutzfunktion aufkommen lassen.

4.7 Gelenkstabilisierung mit Orthesen

Der Wert von Knieorthesen zur Behandlung instabiler Kniegelenke wird im Schrifttum unterschiedlich eingeschätzt. Experimentelle Arbeiten über ihre stabilisierende Funktion sind inzwischen in großer Zahl erschienen (Roser et al. 1971; Markolf et al. 1978, 1984; Daniel et al. 1989; Nicholas 1983; Burks et al. 1984; Hofmann et al. 1984; Malcolm et al. 1985; Beck et al 1986; Böckelmann et al. 1986; Baker et al. 1987; Coughlin et al. 1987; Edixhoven et al. 1987; Paulos et al. 1987; Wojtys et al. 1987; Millet u. Drez 1988; Rüttimann 1988; Stevenson et al. 1988; Colville et al. 1989; Mishra et al. 1989; Noyes et al. 1989; Rieder u. Müller 1989; Rink et al. 1989). Je nach Art der Schienenkonstruktion wird eine gute Führung in der Frontalebene erzielt, wenn die Knieschiene ausreichend lange Hebel zum Ober- und Unterschenkel hat (Beck et al. 1986). Die Führung eines Kniegelenks in sagittaler Richtung unter Belastung gelingt mit keiner Schiene, da die hierbei angreifenden Kräfte deutlich über der Haftung der Orthese am Bein liegen. Dies gilt insbesondere für das Verhindern einer aktiven „Schublade" durch Anspannen des Quadrizeps. Die Kräfte, die hierbei auftreten, sind größer als die Haftung der Orthesen am Bein (Mishra et al. 1989).

Dennoch wird von den Schienenträgern ein sicheres Gefühl im Kniegelenk angegeben. Gleichzeitig wird auf eine Steigerung der Leistungsfähigkeit hingewiesen (Basset u. Fleming 1983; Baker et al. 1987; Rink et al. 1989; Millet u. Drez 1988; Biedermann 1989; Mishra et al. 1989). Die Zunahme der Leistungsfähigkeit kann aber *nicht mechanisch* durch eine Normalisierung der Gelenkführung begründet werden, wie inzwischen aus mehreren Untersuchungen hervorgeht. Je höher die in das Knie eingeleitete Kraft ist, umso geringer ist der stabilisierende Effekt der Orthesen (Beck et al. 1986; Mishra et al. 1989). Bei geringer äußerer Schubkraft des Unterschenkels gegen den Oberschenkel von 67 N kann ein stabilisierender Effekt experimentell nachgewiesen werden. Unter normaler Belastung des Beines, bereits ab 89 N Schubkraft und noch deutlicher bei stärkerer sportlicher Belastung, läßt die stabilisierende Funktion der Knieorthesen schnell nach (Mishra et al. 1989). Unter diesem Gesichtspunkt erscheint der Einsatz von Knieschienen als Alternative zur Operation und zur Erhaltung der Sportfähigkeit *besonders fragwürdig*.

Die Ergebnisse der eigenen Untersuchungen lassen sich folgerdermaßen zusammenfassen: Die Bestimmung einer Kompromißachse bei den Beuge- und Streckbewegungen des Kniegelenks ist mit dem eigenen Meßaufbau ohne aufwendige Röntgentechnik möglich. Angesichts der bereits ausgeführten theoretischen Überlegungen über Meßgenauigkeit und individuelle Variabilität ist es nicht sinnvoll, für Kniebewegungen Polkurven zu berechnen.

In praktischer Hinsicht ist die Kenntnis eines Kompromißachsenpunktes am Kniegelenk ausreichend. Die Kompromißachse kann mit der eigenen Methode im Gegensatz zu früheren Untersuchern *dreidimensional* bestimmt werden, was für die Justierung von Schienengelenken von großer Bedeutung ist. Zusätzliche Zwangskräfte durch fehlerhafte Rotationsstellungen der Orthesen am Bein lassen sich dadurch teilweise vermeiden.

Das entwickelte Meßverfahren erlaubt Aussagen über die Rotation des Unterschenkels um seine Längsachse während einer Kniebewegung. Diese Möglichkeit wird im Rahmen der Arbeit unberücksichtigt gelassen, weil zur sicheren äußeren Führung des Kniegelenks in einem begrenzten Bewegungssektor die Rotation des Unterschenkels ausgeschlossen werden muß.

Die Spannungsmessungen in den Kreuzbändern am unbelasteten Präparat zeigen, daß in der Streckphase vermehrte Zugspannungen im vorderen Kreuzband auftreten; in der Beugephase wird das hintere Kreuzband stärker belastet.

Durch äußere Führung des Kniegelenks mit Knieschienen wird eine deutliche Veränderung der Zugspannungsbelastung in den Kreuzbändern bewirkt. Diese Veränderung fällt am geringsten aus, wenn die Schienengelenke auf den errechneten Kompromißachsenpunkt justiert werden. Abweichungen vom Kompromißachsenpunkt um nur 5 mm nach vorne oder hinten bewirken starke Zunahmen der Zugspannungsbelastung in den Kreuzbändern. Diese Kräfte dürften sich nach einer Naht oder dem plastischen Ersatz eines Bandes nachteilig auswirken.

Voraussetzung für eine sichere äußere Gelenkführung ist eine unverrückbar am Bein angebrachte Schiene, was in den Leichenexperimenten durch Anschrauben der Schienengelenke am Präparat realisiert wurde.

In der Praxis werden Orthesen aber mit Kunststoffschalen und -gurten am Obeschenkel und Unterschenkel befestigt, wobei eine möglichst geringe Verschiebbarkeit angestrebt wird. Die Ergebnisse an Probanden zeigen, daß die Zwangskräfte, die mit einer solchen Orthese erreicht werden können, deutlich unter den am Leichenknie gemessenen liegen. Unterstellt man, daß auch am Probanden eine direkte Beziehung zwischen den Zwangskräften und der Zugspannungsbelastung in den Kreuzbändern besteht, dann kann auch mit deutlich geringerer Zugspannung in den Kreuzbändern gerechnet werden. Noch bevor große Zwangskräfte auftreten, verrutscht die Orthese am Bein. Damit werden zwar unerwünschte Zugspannungen vermieden, es entfällt aber gleichzeitig die wichtige Führungs- und Schutzfunktion der Orthese.

Aus den Untersuchungen muß geschlossen werden, daß eine *genaue* Führung des Kniegelenks mit den derzeitigen Hilfsmitteln nicht erreicht werden kann.

Es ist nicht möglich, *eine* Polkurve für das Kniegelenk anzugeben, weil die 6 Freiheitsgrade des Kniegelenks und ein darüber hinaus bestehender individuell unterschiedlicher Bewegungsspielraum offensichtlich viele Polkurven zuläßt. Aus diesem Grunde ist es unter praktischen Gesichtspunkten sinnvoller, einen Kompromißachsenpunkt zu bestimmen. Das eigene Verfahren erlaubt eine dreidimensionale Bestimmung dieser Kompromißachse. Ihre errechnete Lage weicht geringfügig von den Ergebnissen früherer Untersuchungen ab.

Die *Toleranzen* bei der Justierung der Schienengelenke sind nach den vorliegenden Ergebnissen mit *weniger als 5 mm* sehr gering. Eine solche Präzision ist jedoch nach eigenen klinischen Erfahrungen (Blauth u. Ulrich 1990) nicht erreichbar.

Es muß deshalb nach dem Sinn oder Unsinn von Knieorthesen bei der Weiterbehandlung von Kniebandverletzungen gefragt werden. Die Vorstellung, daß das Kniegelenk durch eine äußere Schiene in seinem Bewegungsablauf sicher geführt wird, kann aufgrund der nachgewiesenen Inkongruenz der Bewegungssysteme von Knie- und Orthesengelenken nicht aufrechterhalten werden.

Als 2. wichtige Aufgabe sollen Knieschienen einen Schutz für instabile Kniegelenke vor äußerer Gewalteinwirkung bieten. Auch hierfür ist als Voraussetzung ein sicherer Halt der Schiene am Bein zu fordern. Die Mitteilungen im Schrifttum zur stabilisierenden Wirkung von Knieorthesen belegen, daß eine solche Wirkung nur bei geringen Schubkräften gewährleistet ist. Hierunter werden Schubkräfte von 67 N verstanden. Kräfte > 89 N führen dazu, daß die stabilisierende Wirkung auf ein instabiles Knie kaum noch nachweisbar ist. Dies dürfte im wesentlichen durch den mangelhaften Halt der Orthese am Bein begründet sein.

Dabei spielt es keine Rolle, welche Bewegungsform das Orthesengelenk hat, sondern begrenzender Faktor ist allein die Haftung der Orthese am Bein.

Die Vorstellung, daß Knieorthesen eine sichere Führung des Kniegelenks auch in sagittaler Richtung bewirken, kann nicht bestätigt werden. Die Dezentrierung der Schienengelenke vom Kompromißachsenpunkt zeigt, daß im Leichenexperiment erhebliche Spannungsbelastungen in den Kreuzbändern auftreten. Diese Spannungen sind um so höher, je fester und unverrückbarer die Schiene am Bein befestigt ist. Die experimentell erzielten Spannungswerte für das vordere und hintere Kreuzband bei äußerer Führung des Gelenks dürften für genähte und auch rekonstruierte Bänder schädlich sein und damit das Operationsergebnis gefährden. Eine starre Kopplung der Schienengelenke mit dem Kniegelenk ist unter diesem Aspekt als besonders gefährlich anzusehen. Die Blockierung der physiologischen Rotation des Unterschenkels, besonders die Außenrotation bei Streckung, führt zu einer deutlichen Spannungszunahme im vorderen Kreuzband.

Die Angaben eines größeren Sicherheitsgefühls im Kniegelenk durch Tragen einer Orthese kann nicht damit begründet werden, daß eine verbesserte Gelenkführung durch die Schienen bewirkt wird. Eher könnte dieses Phänomen als Ausdruck einer verbesserten muskulären Koordination zu verstehen sein. Hierfür gibt es im Schrifttum Hinweise (Arvidsson u. Eriksson 1988).

4.8 Schlußfolgerungen

Für den klinischen Einsatz von Knieorthesen sollten folgende Gesichtspunkte besonders beachtet werden:

1. Eine postoperative Bewegungsbegrenzung nach Kniebandoperationen erscheint sinnvoll. Hierfür ist auch nach den eigenen Untersuchungen der Bewegungssektor von 20–70°-Beugung anzunehmen, weil in ihm keine wesentlichen Kreuzbandspannungen auftreten. Für diesen Zweck sind allerdings keine aufwendigen Hilfsmittel erforderlich. Die Kongruenz von Schienen- und Kniegelenk ist in diesem Bereich von untergeordneter Bedeutung.
2. Das Prinzip einer starren Verbindung von Knie- und Orthesengelenk am Bein muß als gefährlich angesehen werden. Bedingt durch die Inkongruenz von Knie- und Orthesengelenk muß mit vermehrten Zugspannungen in den Kreuzbändern gerechnet werden.
3. Eine sichere Gelenkführung in allen Richtungen, wie sie mit Orthesen angestrebt wird, kann mit den untersuchten Hilfsmitteln nicht erreicht werden. Möglicherweise stellen aber die teilweise sehr großflächig konstruierten Orthesen in der postoperativen Phase ein Hindernis bei der wichtigen muskulären Rehabilitation dar.

Deshalb erscheint es eher sinnvoll, den Schwerpunkt in der Behandlung auf eine anatomisch exakte Rekonstruktion zu legen und sich in der postoperativen Phase auf eine zunächst limitierte Bewegung des Gelenks zu beschränken. Dafür sind wesentlich weniger aufwendige Hilfsmittel als sie derzeit eingesetzt werden vollkommen ausreichend.

Man müßte in Zukunft prüfen, ob das angegebene Sicherheitsgefühl von Patienten, die mit Orthesen versorgt sind, tatsächlich Ausdruck einer verbesserten Propriozeption und muskulären Koordination ist, und ob diese Effekte nicht wesentlich stärker in der postoperativen Phase ausgenutzt werden können als das bisher geschieht.

5 Zusammenfassung

In den letzten 15 Jahren ist ein grundlegender Wandel in der Behandlung von Kreuzbandverletzungen eingetreten. Früher übliche Immobilisationen von mehreren Wochen nach der Operation sind durch eine frühzeitige Bewegungsbehandlung abgelöst worden.

Dafür waren neue Operationstechniken erforderlich, die eine genaue anatomische Rekonstruktion des Bandverlaufes ermöglichen. Für die Nachbehandlung nach Kreuzbandoperationen stellte sich die Frage, wie eine ausreichende äußere Führung und Sicherung der operierten Kniegelenke erreicht werden kann, um die operierten Bänder vor ungewollter Zugbelastung zu schützen.

Hierfür werden heute in großer Zahl und mit erheblichem Kostenaufwand Knieorthesen eingesetzt, deren Aufgabe es sein soll, die genähten oder plastisch ersetzten Kreuzbänder in der frühen postoperativen Phase vor möglichen schädlichen Belastungen zu schützen.

Untersuchungen zur Kinematik des Kniegelenks haben gezeigt, daß die komplizierte Beuge- und Streckbewegung nicht um eine feste quere Achse stattfindet, sondern daß die momentane Drehachse während der Kniebeugung nach hinten wandert. Allerdings besteht hierbei eine große individuelle Streubreite.

Die mathematischen und geometrischen Modelle, die zur Untersuchung und Erklärung der Kniegelenkkinematik benutzt werden, reduzieren vereinfachend die dreidimensionale Kniebewegung in eine zweidimensionale. Aus diesen vereinfachenden Untersuchungen lassen sich die jeweiligen momentanen Drehachsen, um die die Bewegung stattfindet, berechnen. Allerdings ist in den Berechnungen ein nicht genau bestimmbarer Fehler enthalten.

Die Polkurven einer momentanen Drehachse sind bedeutsam, wenn eine äußere Führung des Kniegelenks angestrebt wird. Ideal wäre demnach, wenn außen am Knie angebrachte Schienengelenke diese Polkurven nachahmen würden.

Hierzu stehen inzwischen eine Vielzahl von Gelenkkonstruktionen zur Verfügung mit unterschiedlichen Exzenter- und Getriebemechanismen sowie eine noch größere Zahl von Knieorthesen, die für den Einsatz nach Kniebandoperationen in der unmittelbar postoperativen Phase und auch später bei der Wiederaufnahme körperlicher Belastungen gedacht sind.

Eigene Beobachtungen und Erfahrungen mit diesen Schienen haben gezeigt, daß die Justierung der Schienengelenke ausgesprochen schwierig und ohne Röntgenkontrolle nicht exakt möglich ist. Ein ungelöstes Problem ist dabei, daß es im Schrifttum keine einheitlichen Angaben über die Lage der Drehzentren des Kniegelenks gibt und dementsprechend genaue Angaben der Hersteller zur Justierung der Schienengelenke fehlen.

Beunruhigend war die Beobachtung, daß bei den meisten Patienten schon nach kurzer Zeit die ursprünglich genau vorgenommene Justierung nicht mehr stimmte, sondern die Gelenke sich z.T. um mehrere Zentimeter entfernt vom Kniedrehpunkt befanden! Es war deshalb zu befürchten, daß derartige Schienen, die ja zum Schutz genähter oder ersetzter Bänder gedacht sind, möglicherweise Schaden anrichten.

Ziel der vorliegenden Arbeit ist es zu klären, welchen Einfluß Knieschienen mit unterschiedlichen Gelenkkonstruktionen auf den Kreuzbandapparat haben.

Hierfür wird zunächst eine quere Achse für das Knie festgelegt, auf die die Schienengelenke zentriert werden können. Diese Achse ist definiert als derjenige Punkt, der während der Bewegung die geringste Lageänderung erfährt. Sie wird als Kompromißachse bezeichnet. Die Kompromißachse läßt sich mit dem vorgestellten Verfahren im Gegensatz zu früheren Untersuchungen dreidimensional vermessen. Die Meßgenauigkeit beträgt ± 1 mm.

Bei Kenntnis der räumlichen Lage der Kompromißachse ist es möglich, Schienengelenke von Orthesen genau zu justieren. Für die Beurteilung der Frage, ob außen am Knie angebrachte Schienengelenke Einfluß auf die Kreuzbandspannung haben, ist es notwendig, die Bandspannung in den Kreuzbändern zu messen.

Diese Messungen werden mit Meßdrähten vorgenommen, die zentral in die Kreuzbänder eingebohrt sind. An den Drähten werden Zugaufnehmer befestigt, die die relativen Änderungen der Bandspannung unter der Bewegung registrieren können.

Die Frage, ob eine Knieschiene das Kniegelenk entsprechend dem vorgegebenen Bewegungsablauf führt oder nicht, ist von den jeweiligen individuellen Verhältnissen und von der Gelenkkonstruktion der Schiene abhängig. Bewegen sich 2 Systeme gegeneinander, die in ihrem Bewegungsablauf nicht kongruent sind, aber miteinander verbunden sind, so treten Zwangskräfte auf. Diese Kräfte werden mit speziell hierfür entwickelten Meßaufnehmern registriert. Die Meßaufnehmer können die einwirkenden Kräfte nach Größe und Richtung analysieren. Die Kongruenz zwischen Schienen- und Kniegelenk läßt sich durch die Messung der Zwangskräfte beurteilen. Dazu werden die Schienengelenke fest mit dem Knochen verschraubt, um ein Verrutschen der Gelenke während der Bewegung zu verhindern. Der Meßaufbau erlaubt die gleichzeitige Messung der relativen Spannung im vorderen und hinteren Kreuzband und die Messung von äußeren Zwangskräften bei Führung des Kniegelenks mit Schienengelenken.

Mit der Methode werden 14 Kniegelenke untersucht, wobei der Spannungsverlauf im vorderen und hinteren Kreuzband am unbelasteten Präparat jeweils als Referenzmessung genommen wird und anschließend bei Verwendung unterschiedlicher, handelsüblicher Schienengelenke die Veränderung der Kreuzbandspannung gemessen wird.

Bei Verwendung von Schienengelenken, die fest am Knochen verschraubt sind, spiegeln sich die dabei auftretenden Zwangskräfte zum großen Teil in den Kreuzbändern wider. Dabei kann gezeigt werden, daß eine direkte Beziehung zwischen der Größe und Richtung der Zwangskräfte und der Veränderung der Kreuzbandspannung besteht. Die Größe der äußeren Zwangskräfte ist abhängig von der Zentrierung der Gelenke.

Die Untersuchungen zeigen, daß eine zwangsfreie Führung des Kniegelenks mit den verwendeten Schienengelenken in keinem einzigen Fall gelingt. Die Gründe sind dabei nicht in dem Verrutschen der Gelenke zu suchen, sondern in der unzureichenden Übereinstimmung der Bewegungsabläufe des Kniegelenks und der Orthesengelenke. In allen Versuchen wird die Rotation des Unterschenkels um seine Längsachse vernachlässigt, wie dies auch bei den meisten Knieorthesen der Fall ist. Die starken Zugspannungsbelastungen im vorderen Kreuzband in der Streckphase bei Zwangsführung des Gelenks mit Schienengelenken sind durch die fehlende Schlußrotation des Unterschenkels zu erklären.

Die Ergebnisse zeigen, daß die mechanischen Vorstellungen einer sicheren äußeren Kniegelenkführung mit den untersuchten Orthesengelenken nicht verwirklicht werden können. Die gemessenen Zugspannungsbelastungen in den Kreuzbändern sind teilweise so groß, daß eine schädliche Auswirkung auf genähte oder rekonstruierte Bänder angenommen werden muß.

Die Toleranz bei der Wahl der Achsenpunkte zur Einjustierung der Schienengelenke ist mit < 5 mm sehr klein, ein Wert, der im klinischen Einsatz kaum erreicht wird. Unter diesem Aspekt muß der Einsatz von Knieschienen in der frühen postoperativen Phase als kritisch angesehen werden.

Unter den einzelnen Schienengelenken zeigen sich z.T. ganz erhebliche Unterschiede, wobei einfache Scharniere die ungünstigsten Auswirkungen auf die Kreuzbänder haben. Die Nachahmung einer „wandernden" Knieachse durch Getriebekonstruktionen ist nur bei idealer Justierung der Gelenke auf den Kompromißachsenpunkt mit geringen Änderungen der Kreuzbandspannung verbunden. Dabei ist entscheidend, wie lang die Bahnkurve der momentanen Drehachse des jeweiligen Getriebes ist.

Die am Leichenknie gewonnenen Erkenntnisse werden anschließend auf ein Probandenmodell übertragen, wobei eine direkte Beziehung zwischen äußeren Zwangskräften und ihrem Einfluß auf die Veränderung der Kreuzbandspannung zugrundegelegt wird.

Bei diesen Versuchen zeigt sich, daß die äußeren Zwangskräfte am Probanden deutlich geringer als im Leichenexperiment ausfallen, weil die Haftung der Orthese am Bein nur Kräfte bis ca. 80 N zuläßt; danach verrutscht die Orthese.

Die vorliegenden Ergebnisse zeigen, daß mit Knieorthesen, die zum *Schutz* des Kreuzbandapparates nach Operationen gedacht sind, *gefährliche* Zugspannungen in den Kreuzbändern verursacht werden können, wenn die Orthesengelenke nicht ideal auf den Kompromißachsenpunkt zentriert werden. Die auftretenden Kräfte sind dabei umso größer, je fester die Orthesen am Bein fixiert werden.

Am Probanden ist als begrenzender Faktor die Haftung der Orthese am Bein festzustellen. Die gemessenen Werte von höchstens 80 N unterstreichen, daß das Kniegelenk mit Orthesen nicht ausreichend vor äußeren Kräften geschützt werden kann.

Unter Berücksichtigung dieser Erkenntnisse sollte deshalb der Einsatz von Knieschienen auf die postoperative Phase beschränkt werden, und zwar mit dem Ziel einer Bewegungsbegrenzung in Beugung und Streckung in einem Sektor zwischen 20 und 70°. In diesem Bereich treten nämlich keine wesentlichen Spannungen in den Kreuzbändern auf. So kann das Prinzip einer frühfunktionellen Behandlung gefahrlos verwirklicht werden.

Literatur

Andriacchi JP, Mikosz RP, Hampton SJ, Galante JO (1983) Model studies of the shiftness characteristics of the human knee joint. J Biomech 16:23–29

Arms SW, Pope MH, Johnson RJ, Fischer RA, Arvidsson I, Eriksson E (1984) The biomechanics of anterior cruciate ligament rehabilitation and reconstruction. Am J Sports Med 12:8–18

Artmann M, Wirth CJ (1974) Untersuchung über den funktionsgerechten Verlauf der vorderen Kreuzbandplastik. Z Orthop 112:160–165

Arvidsson I, Eriksson E (1988) Counteracting muscle atrophy after injury: scientific bases for a rehabilitation program. In: Feagin JA (ed) The crucial ligaments. Churchill Livingstone, New York Edinburgh London Melbourne: pp 451–460

Bähler A (1981) Die Orthopädie-technische Versorgung des Knies beim Sportler. Med Orthop Techn 2:32–37

Bähler A (1988) Die biomechanische Grundlage der Orthesenversorgung des Knies. Med Orthop Techn 108:98–103

Bähler A (1989) Die biomechanischen Grundlagen der Orthesenversorgung des Knies. Orthop Techn 2:52–59

Bähler A, Munzinger U (1984) Die Orthopädie –technische Versorgung des Knies beim Sportler. Orthop Techn 6:314–330

Baker B, van Hanswyk E, Bogosian S, Werner FW, Murphy D (1987) A biomechanical study of the static stabilizing effect of knee braces on medial stability. Am J Sports Med 15:566–570

Basset G, Fleming B (1983) The Lenox Hill brace in anterolateral rotatory instability. Am J Sports Med 11:345–398

Beck Ch, Drez D, Young W, Cannon W, Stone M (1986) Instrumented testing of functional knee braces. Am J Sports Med 14:253–256

Biedermann L (1989) Orthopädie–technische Versorgung von Kniebandinstabilitäten mit einer Leichtbau-Orthese. Orthop Techn 3:119–124

Blacharski PA, Sommerset JH, Murray DG (1975) A three-dimensional study of the kinematics of the human knee. J Biomech 8:375–384

Blankevoort L, Huiskes R (1987) Mathematical simulations of passive knee joint motions. In: Bergmann G, Kölbel R, Rothmann A (eds) Biomechanics: basic and applied research. Nijhoff, Dordrecht Boston Lancaster, pp 285–290

Blankevoort L, Huiskes R, De Lange A (1988) The envelope of passive knee joint motion. J Biomech 21:705–720

Blauth W, Helm Ch (1988) Vordere Kreuzbanddrupturen – ein diagnostisches Problem? Unfallchirurg 91:358–365

Blauth W, Schuchardt E (1986) Orthopädisch-chirurgische Operationen am Knie. Thieme, Stuttgart New York

Blauth W, Ulrich H-W (1990) Zur Problematik von Orthesen in der postoperativen Behandlung von Kniebandschäden. Orthop Prax 26:310–313

Blauth W, Ulrich H-W, Hahne HJ (1990) Sinn und Unsinn von Knieorthesen. Unfallchirurg 93:221–227

Böckelmann J, Meiners T, Emmerich H (1986) Knieführungsorthese System Hellersen. Orthop Techn 6:202–206

Börner M, Huber H, Mattheck C (1988) Die Kreuzbänder als wesentlicher Steuermechanismus der Kinematik des Kniegelenks. Z Orthop 126:617–624

Brantigan OC, Voshell AF (1941) The mechanics of the ligaments and menisci of the knee joint. J Bone Joint Surg [Am] 23:44–66

Braune W, Fischer O (1891) Bewegungen des Kniegelenkes nach einer neuen Methode an lebenden Menschen gemessen. Abhandl Math Phys Königl Sächs 17:75–150

Burks R, Daniel D, Losse G (1984) The effect of continuous passive motion on anterior cruciate ligament reconstruction stability. Am J Sports Med 12:323–327

Burmester L (1888) Lehrbuch der Kinematik. Felix, Leipzig

Burri C, Helbing C (1977) Therapie und Ergebnisse nach frischen Verletzungen des Kniebandapparates. Langenbecks Arch Chir 345:451–457

Burri C, Pässler H, Radde J (1973) Experimentelle Grundlagen zur funktionellen Behandlung nach Bandnaht und -plastik am Kniegelenk. Z Orthop 111:378–379

Castaing J, Burding Ph, Mougin M (1972) Les conditions de la stabilité passive du genou. Rev Chir Orthop 58:34

Claes J, Mutschler W (1981) Elektrische Messung von Dehnungen und Kräften an den Kollateralbändern des menschlichen Knies. In: Jäger M, Hackenbroch MH, Refior HJ (Hrsg) Kapselbandläsionen. Thieme, Stuttgart New York

Colville M, Lee CL, Ciullo JV (1989) The Lenox Hill brace. An evaluation of effectiveness in treating knee instability. Am J Sports Med 14:257–261

Cordes U, Muhr G, Jellestad T (1988) Frühergebnisse der Nachbehandlung operativ versorgter Kreuzbandinstabilitäten mit einer Knieorthese. Orthop Techn 10:471–474

Coughlin L, Oliver J, Berretta G (1987) Knee bracing and anterolateral rotatory instability. Am J Sports Med 15:161–163

D'Ambrosia R, Solomonow M (1985) A viscoelastic knee brace for anterior cruciate ligament deficient patients. Orthopedics 8:478–480

Daniel D, Rice T (1979) Valgus-varus stability in a hinged cast used for controlled mobilization of the knee. J Bone Joint Surg [Am] 61:135–136

Daniel D, Malcolm LL, Losse G, Stone ML, Sachs R, Burks R (1989) Instrumented measurement of anterior laxity of the knee. J Bone Joint Surg [Am] 67:720–726

Daniels W, Bähler A (1988) Die BMS-Knieorthese. Med Orthop Techn 108:103–104

Dehne E, Torp R (1971) Treatment of joint injuries by immediate mobilization. Clin Orthop 77:218–231

Dejour H (1981) Les Résultats du Traitement des Laxités anterieures du genou. Symposium presenté à la 56e Reunion annuelle de la SO.F.C.O.T. Paris, Novembre 1981

Dejour H, Chambert P, Oglietti P (1984) Ligamentous surgery of the knee. In: Insall JN (ed) Surgery of the knee. Churchill Livingstone, New York, pp 353–394

Dietschi C, Tamagni R, Bösch R (1990) CTB-Knie-Orthese. Orthop Techn 5:316–318

Dijk R v., Huiskes R, Selvik C (1979) Roentgen stereophotogrammetric methods for the evaluation of the three dimensional kinematic behavior and cruciate ligament length patterns of the human knee joint. J Biomech 12:272

Dippold A, Martin M (1990) Die achslose Miramid-Knieführungsschiene – ein neues Prinzip und seine Vorteile bei Kniebandoperationen. Orthop Tech :98–99

Edixhoven Ph, Huiskes R, de Graf R, van Rens TJG, Sloof TJ (1987) Accuracy and reproducibility of instrumented knee–drawer tests. J Orthop Res 5:378–387

Erkman M J, Walker P S (1974) A study of knee geometry applied to the design of condylar prosthesis. Biomed Eng 9:14

Fick R (1904) Anatomie der Gelenke. In: Bardeleben K (Hrsg) Handbuch der Anatomie des Menschen. Bd 2. Fischer, Jena, S 367

Fick R (1911) Handbuch der Anatomie und Mechanik der Gelenke, dritter Teil. Fischer, Jena, S 530–540

Fischer O (1907) Kinematik organischer Gelenke. Vieweg, Braunschweig

Forster IW, Warren-Smith CD (1989) Is the KT 1000 knee ligament arthrometer reliable? J Bone Joint Surg [Br] 71:843–847

France EP, Paulos LE, Jayaraman G, Rosenberg TD (1987) The biomechanics of lateral knee bracing, part II. Am J Sports Med 15:430–438

Frankel VH (1971) Biomechanics of the knee. Orthop Clin NA 2:175–190

Frankel VH, Burstein AH, Brooks DB (1971) Biomechanics of internal derangement of the knee. J Bone Joint Surg [Am] 53:946–962

Galway R, Beaupré A, McIntosh DL (1972) Pivot-shift, a clinical sign of symptomatic anterior cruciate insufficiency. J Bone Joint Surg [Br] 54:763

Garrick JG, Requa RK (1987) Prophylactic knee bracing. Am J Sports Med 15:471–476

Gaudernak T, Schmidmayer B (1991) Einfluß der Fixationspunkte auf das Bewegungsausmaß und die Stabilität des Gelenkes: Computersimulation der Kreuzbandfunktion. Hefte Unfallheilkd 220:574

Gerber C, Matter P, Chrisman OD, Langhans M (1980) Funtionelle Rehabilitation nach komplexen Knieverletzungen. Wissenschaftliche Grundlagen und Praxis. Schweiz Z Sportmed 20:37–56

Gerber Ch, Jacob RP, Ganz R (1983) Observations concerning the limited mobilisation cast after anterior cruciate ligament injury. Arch Orthop Trauma Surg 101:291–296

Grace T, Skipper B, Newberry J, Nelson M, Sweetser E, Rothman M (1988) Prophylactic knee braces and injury to the lower extremity. J Bone Joint Surg [Am] 70:422–427

Groh H (1961) Über die im Kniegelenk auftretenden Kräfte. Z Orthop 96:527–530

Groh W (1955) Kinematische Untersuchungen des menschlichen Kniegelenkes und einiger Prothesen–Kniekonstruktionen, die als „physiologisch" bezeichnet werden. Arch Orthop Unfallchir 47:637–645

Hassenpfug J, Blauth W, Rose D (1985) Zum Spannungsverhalten von Transplantaten zum Ersatz des vorderen Kreuzbandes. Unfallchirurg 88:151–158

Heindl W (1988) Funktionelle 4-Punkt-Knieorthese. Orthop Techn :476–478

Helbing G, Burri C (1977) Kniebandverletzungen – Operation und funktionelle Nachbehandlung. Zentralbl Chir 102:787–793

Helfet A, Manley M, Vaughan C (1984) The helicoid knee brace, a lightweight but effective support for the damaged knee. Injury 15:189–192

Henkemeyer H, Burri C (1973) Klinisches Vorgehen und Ergebnisse bei der funktionellen Nachbehandlung von Bandnähten und -plastiken am Kniegelenk. Z Orthop 111:379–381

Henning CE, Lynch MA, Glick KR (1985) An in vivo strain gage study of elongation of the anterior cruciate ligament. Am J Sports Med 13:22–26

Hertel P (1980) Verletzung und Spannung von Kniebandschäden. Hefte Unfallheilkd 142:1–94

Hertel P, Schweiberer L (1975) Biomechanik und Pathophysiologie des Kniebandapparates. Hefte Unfallheilkd 125:1–16

Hewson GF, Mendini RA, Wang JB (1986) Prophylactic knee bracing in college football. Am J Sports Med 14:262–266

Hofmann A, Wyatt R, Bourne M, Daniels U (1984) Knee stability in orthotic knee braces. Am J Sports Med 12:371–374

Hoschek J, Weber U (1984) Mathematisch-kinematische Methoden in der Gelenkendoprothetik. Z Orthop 122:341–348

Hoschek J, Halt J, Weber U (1985) Kniegelenkskinematik – neue Erkenntnisse und ihre Approximation in der Kniegelenksendoprothetik. In: Weber U, Hackenbroch MH (Hrsg) Endoprothetik am Kniegelenk. Tieme, Stuttgart

Hughston J, Andrews J, Cross M, Moschi A (1976a) Classification of knee ligament instabilities, part I: The medial compartment and cruciate ligaments. J Bone Joint Surg [Am] 58:159–172

Hughston J, Andrews J, Cross M, Moschi A (1976b) Classification of knee ligament instabilities, part II: The lateral compartment. J Bone Joint Surg [Am] 58:173–179

Hunter LY (1985) Braces and taping. Clin Sports Med 4:439–454

Huson A (1974) Biomechanische Probleme des Kniegelenkes. Orthopäde 3:119–126

Jäger M, Wirth CJ (1978) Kapselbandläsionen. Biomechanik, Diagnostik und Therapie. Tieme, Stuttgart

Jäger R, Hassenpflug J (1981) Zur Roll-Gleitbewegung der Femurkondylen am belasteten Knie. Orthop Prax 17:492–495

Jakob RP (1980) Die Knieinstabilitäten des lateralen Kompartiments. Unfallmediz. Tagung d. Landesverbandes Nordwestdeutschl. d. gewerbl. Berufsgenossenschaften Schriftenreihe Unfallmed. Tagungen H 40

Jakob RP, Hassler H, Sträubli HU (1981) Observations on rotatory instability of the lateral compartment of the knee. Acta Orthop Scand Suppl 191:52

Kennedy JC, Hawkins RJ, Willis RB, Danylchuk KD (1976) Tension studies of human knee ligaments. J Bone Joint Surg [Am] 58:350–355

Kennedy JC, Stewart R, Walker DM (1978) Anterolateral rotatory instability of the knee joint. J Bone Joint Surg [Am] 60:1031–1039

Knese KH (1950) Kinematic des Kniegelenkes. Z Anat Entwicklungsgesch 115:287–322

Kohn D, Wirth CJ (1989) Grundsätze zur Nachbehandlung nach autoplastischer Kreuzbandrekonstruktion. Sportverletzung Sportschaden 3:67–73

Kolditz D, Schulitz KP (1981) Die Biomechanik des vorhandenen Kreuzbandes unter verschiedenen Bedingungen. In: Jäger M, Hackenbroch MH, Refior HJ (Hrsg) Kapselbandläsionen. Tieme, Stuttgart New York

Kühne JH, Jansson V (1990) Funktionelle Orthesen in der Nachbehandlung von Kniebandoperationen. Was können sie leisten und was sollen sie leisten? Orthop Techn:94–97

Küsswetter W, Wirth CJ (1978) Simultane Spannungsmessungen am Kapsel-Band-Apparat des Kniegelenkes. Orthop Prax 14:199–204

Kummer B, Yamamoto M (1988) Morphologie und Funktion des Kreuzbandapparates des Kniegelenkes. Arthroskopie 1:2–10

Lanz v T, Wachsmuth W (1972) Praktische Anatomie, Teil 4. Springer, Berlin Heidelberg New York

Lenggenhager K (1940) Über Genese, Symptomatologie und Therapie des Schubladensymptoms des Kniegelenkes. Zentralbl Chir 39:1810

Lengsfeld M (1989) Rotationsbewegungen im Kniegelenk. Z Orthop 127:243–247

Lewis JL, Lew WD (1978) A method for locating an optimal „fixed" axis of rotation for the human knee joint. J Biomech Eng 101:187

Lobenhoffer P, Blauth M, Tscherne H (1988) Resorbierbare Augmentationsplastik und funktionelle Nachbehandlung bei frischer vorderer Kreuzbandruptur – ein verbessertes Behandlungskonzept. Z Orthop 241:213–220

Losee RE, Johnson TR, Southwick WO (1978) Anterior subluxation of the lateral tibia plateau. J Bone Joint Surg [Am] 60:1015–1030

Mähly F (1988) Funktionelle Nachbehandlung mit Knieorthese nach Ersatz des vorderen Kreuzbandes. Med Orthop Techn 108:105–108

Malcolm LL, Daniel D, Stone ML, Sachs R (1985) The measurement of anterior knee laxity after ACL reconstructive surgery. Clin Orthop 196:35–41

Maquet PGJ (1976) Biomechanics of the knee. Springer, Berlin Heidelberg New York

Markolf KL, Graff-Radford A, Amstutz HC (1978) In vivo knee stability. J Bone Joint Surg [Am] 60:664–674

Markolf KL, Kochan A, Amstutz HC (1984) Measurement of knee stiffness and laxity with documented absence of the anterior cruciate ligament. J Bone Joint Surg [Am] 66:242–253

Markolf KL, Gorek JF, Kabo M, Shapiro MS (1990) Direct measurement of resultant forces in the anterior cruciate ligament. J Bone Joint Surg [Am] 72:557–567

McIntosh DL, Darby TA (1976) Lateral substitution reconstruction. J Bone Joint Surg [Br] 58:142

Mensch JS, Amstutz HC (1975) Knee morphology as a guide to knee replacement. Clin Orthop 112:231

Menschik A (1974) Mechanik des Kniegelenkes, 1. Teil. Z Orthop 112:481–495

Menschik A (1975) Mechanik des Kniegelenkes, II. Teil: Schlußrotation. Z Orthop 113:388–400

Meyer H (1853) Die Mechanik des Kniegelenkes. Arch Anat Physiol Wiss Med :497–547

Millet CW, Drez DJ (1988) Principles of bracing for the anterior cruciate ligament deficient knee. Clin Sports Med 7:827–833

Mishra DK, Daniel DM, Stone ML (1989) The use of functional knee braces in the control of pathologic anterior knee laxity. Clin Orthop 241:213–220

Müller W (1977) Neuere Aspekte der funktionellen Anatomie des Kniegelenkes. Unfallheilkunde 192:131–138

Müller W (1982) Das Knie. Springer, Berlin Heidelberg New York

Munzinger U (1983) Die funktionelle Nachbehandlung des Kniegelenkes nach Bandplastiken bei globaler vorderer Instabilität. Z Krankengymn 35:507–510

Nicholas J (1973) The five-one reconstruction for anteromedial instability of the knee. J Bone Joint Surg [Am] 55:899–922

Nicholas J (1983) Bracing the anterior cruciate ligament deficient knee using the Lenox Hill derotation brace. Clin Orthop 172:137–142

Nietert M (1975) Untersuchungen zur Kinematik des menschlichen Kniegelenkes im Hinblick auf ihre Approximation in der Prothetik. Dissertation, TU Berlin

Noble J (1975) Congential absence of the anterior cruciate ligament associated with a ring meniscus. J Bone Joint Surg [Am] 57:1165–1166

Noyes FR, Mangine RE, Barber S (1987) Early knee motion after open reduction and arthroscopic anterior cruciate ligament reconstruction. Am J Sports Med 15:149–160

Noyes FR, Grood ES, Suntay WJ (1989) Three-dimensional motion analysis of clinical stress tests for anterior knee subluxations. Acta Orthop Scand 60:308–318

Odensten M, Gillquist J (1985) Functional anatomy of the anterior cruciate ligament and a rationale for reconstruction. J Bone Joint Surg [Am] 67:257–262

Odensten M, Gillquist J (1986) A modified technique for anterior cruciate ligament surgery using a new drill guide for isometric positioning of the ACL. Clin Orthop 213:154–158

Paulos L, Noyes F, Grood E, Butler DL (1981) Knee rehabilitation after cruciate ligament reconstruction and repair. Am J Sports Med 9:140–149

Paulos LE, France EP, Rosenberg TD, Jayaraman G, Abbott PJ, Jaen J (1987) The biomechanics of lateral knee bracing, part I. Am J Sports Med 15:419–429

Penner DA, Daniel DM, Wood P (1988) An in vitro study of anterior cruciate ligament graft placement and isometry. Am J Sports Med 16:238–243

Regalbuto MA, Rovick JS, Walker PS (1989) The forces in a knee brace as a function of hinge design and placement. Am J Sports Med 17:535–543

Rehder U (1981) A three-dimensional model of the human knee joint. Acta Anat 111:122

Rehder U (1988) Bänderkinematik des Kniegelenkes. Habilitationsschrift, Univ. Hamburg

Rehder U, Zabel A (1986) Bändermodell des Kniegelenkes. Langenbecks Arch Chir (Kongreßbericht):876

Renström P, Arms SW, Stanwyck TS, Johnson RJ, Pope MH (1986) Strain within the anterior cruciate ligament during hamstring and quadriceps activity. Am J Sports Med 14:83–87

Rieder Th, Müller R (1989) Die lange Knieorthese – Weiterentwicklung auf der Basis bewährter Prinzipien. Orthop Techn 109:189–193

Rink PC, Scott RA, Lupo RL, Guest SJ (1989) A comparative study of functional bracing in the anterior cruciate deficiency. Orthop Rev 18:719–727

Roser L, Miller S, Clawson K (1971) Effects of taping and bracing on the unstable knee. Northwest Med 70/8:544–546

Rovere GD, Adair DM (1983) Anterior cruciate–deficient knees: a review of the literature. Am J Sports Med 11:412–419

Rovere GD, Haupt AH, Yates CS (1987) Prophylactic knee bracing in college football. Am J Sports Med 15:111–116

Rüttimann (1988) Vergleichskriterien für Knie-Orthesen. Med Orthop Techn 108:113–114

Salter RB, Simmonds DF, Malcolm BW, Rumble EJ, Macmichael D (1975) The effects of continuous passive motion on the healing of articular cartilage defects: an experimental investigation in rabbits. J Bone Joint Surg [Am] 57:570

Salter RB, Harris DJ, Bogoch ER (1978) Further studies in continuous passive motion. Orthop Trans 2:292

Salter RB, Ogilvie-Harris DJ, Bogoch ER (1979) The healing of intra-articular fractures with continuous passive motion. Am Acad Orthop Surg (lecture series) 28:102–117

Salter RB, Simmonds DF, Malcolm BW, Rumble EJ, Macmichael D, Clements ND (1980) The biological effect of continuous passive motion on the healing of full thickness defects in articular cartilage. J Bone Joint Surg [Am] 62:1232–1251

Salter RB, Hamilton HW, Wedge JH et al. (1983) The clinical application of basic research on continuous passive motion (CPM) for disorders and injuries of synovial joints: a preliminary report. J Orthop Res 1:325–342

Sandberg R, Nilsson B, Westlin N (1987) Hinged cast after knee ligament surgery. Am J Sports Med 15:270–274

Sapega AA, Moyer RA, Schneck C, Komalahiranya N (1990) Testing for isometry during reconstruction of the anterior cruciate ligament. J Bone Joint Surg [Am] 72:259–267

Scharf HP, Eisenlauer HG, Puhl W (1989) Sporttauglichkeit von stabilisierenden Kniegelenkorthesen. Orthop Techn 11:656–659

Schmickal T, Settner M, Ludolph E (1989) Stellen elastische Knieorthesen eine sinnvolle Ergänzung der konservativen Behandlung veralteter Kniebandschäden dar? Orthop Techn 2:61–64

Sendler P, Mai HJ (1989) Frühfunktionelle Nachbehandlung bei Kapselbandinstabilitäten am Kniegelenk. Orthop Techn 2:66–70

Shermann OH, Markolf KL, Ferkel R (1987) Measurement of anterior laxity in normal and anterior cruciate absent knees with two instrumented test devices. Clin Orthop 215:156–161

Sitler M, Ryan CJ, Hopkinson W, Wheeler J, Santomier J, Kolb R, Polley CD (1990) The efficacy of a prophylactic knee brace to reduce knee injuries in football. Am J Sports Med 18:310–315

Slocum DB, Larson RL (1968) Rotatory instability of the knee. J Bone Joint Surg [Am] 50:211–225

Slocum DB, Larson RL, James SL (1976) Clinical test for anterolateral rotatory instability of the knee. Clin Orthop 118:63–69

Smidt GL (1973) Biomechanical analysis of knee flexion and extension. J Biomech 6:79–92

Sonnenschein A (1951) Die Evolution des Kniegelenkes innerhalb der Wirbeltierreihe. Acta Anat 13:288–328

Spier W, Burri C (1975) Nachbehandlung nach Kniebandverletzungen. Hefte Unfallheilkd 125:35–41

Steindler A (1955) Kinesiology of the human body under normal and pathological conditions. Thomas, Springfield

Stevenson DV, Shields CL, Perry J, Pink M, Healy B (1988) Rehabilitative knee braces control of terminal knee extension in the ambulatory patient. 34th Ann Meeting Orth Research Soc, Atlanta

Stoltze KD (1990) Segment-Orthesen für das Kniegelenk. In: Hohmann, Uhlig (Hrsg) Orthopädietechnik. Enke, Stuttgart, S 620–652

Strasser H (1917) Lehrbuch der Muskel und Gelenkmechanik. Springer, Berlin

Teitz C, Hermanson B, Kronmal R, Diehr P (1987) Evaluation of the use of braces to prevent injury to the knee in collegiate football players. J Bone Joint Surg [Am] 69:2–9

Thomas NP, Jackson AM, Airoth PM (1985) Congenital absence of the anterior cruciate ligament. J Bone Joint Surg [Br] 67:572–575

Tillmann B (1984) Entwicklung der Gelenke. In: Doerr W, Seifert G (Hrsg) Spezielle pathologische Anatomie, Bd18/I. Springer, Berlin Heidelberg New York

Tolo VT (1981) Congenital absence of the menisci and cruciate ligaments of the knee. J Bone Joint Surg [Am] 63:1022–1024

Torg JS, Conrad W, Kalen V (1976) Clinical diagnosis of anterior cruciate ligament instability in the athlete. Am J Sports Med 4:84–93

Trent PS, Walker P S, Wolf B (1976) Ligament length patterns, strength and rotational axes of the knee joint. Clin Orthop 117:263–270

Trillat AP, Ficat P (1972) Laxités post traumatiques du genou. Rev Chir Orthop [Suppl] 58:32–114

Trillat A, Dejour H, Conette A (1964) Diagnostic et traitement des subluxations recidivantes de la rotule. Rev Chir Orthop 50:813–824

Tscherne H, Lobenhoffer P, Blauth M, Hoffmann R (1987) Primäre Rekonstruktion von Kapselbandverletzungen des Kniegelenkes. Orthopäde 16:113–129
Walker PS, Shoji H, Erkmann MJ (1972) The rotational axis of the knee and its significance to prosthesis desgin. Clin Orthop 9:160–167
Walker PS, Kurosawa H, Roviek J, Zimmermann R (1985) External knee joint design based on normal motion. J Rehabil Res Dev 22:9–22
Wang CJ, Walker PS, Wolf B (1973) The effects of flexion and rotation on the length patterns of the ligaments of the knee. J Biomech 6:587–596
Weber W, Weber E (1836) Mechanik der menschlichen Gehwerkzeuge. Dietrich'sche Buchhandlung, Göttingen
Werther H (1968) Die mittlere anatomische Knieachse in der Orthopädie-Technik. Orthop Techn 88:15–16
Wirth CJ, Artmann M (1974) Verhalten der Roll-Gleit-Bewegung des belasteten Kniegelenkes bei Verlust und Ersatz des vorderen Kreuzbandes. Arch Orthop Unfallchir 78:356–361
Wirth CJ, Häfner H (1981) Biomechanische Aspekte und klinische Wertigkeit des Lachman-Testes bei der Diagnostik von Kreuzbandverletzungen. Orthop Prax 17:904
Wirth CJ, Küsswetter W (1978) Die isolierte Ruptur des vorderen Kreuzbandes. Klinische und experimentelle Untersuchungen. Arch Orthop Trauma Surg 91:239
Wirth CJ, Jäger M, Kolb M (1984) Die komplexe vordere Knie-Instabilität. Thieme, Stuttgart New York
Wojtys EM, Goldstein SA, Redfern M, Trier E, Mathews LS (1987) A biomechanical evaluation of the Lenox Hill brace. Clin Orthop 220:179–184
Wojtys EM, Loubert PV, Samson SY, Viviano DM (1990) Use of knee brace for control of tibial translation and rotation. J Bone Joint Surg [Am] 72:1323–1329
Zuppinger H (1904) Die aktive Flexion im unbelasteten Kniegelenk. Anat Hefte (Habilitationsschrift) 703–763

Sachverzeichnis

Hefte zur

Unfallheilkunde

Beihefte zur Zeitschrift „Der Unfallchirurg". Herausgeber: L. Schweiberer, H. Tscherne

---

Eine Auswahl lieferbarer Bände

> Vorzugspreis für Bezieher der Zeitschrift
> „Der Unfallchirurg": 20 % Rabatt

Heft 233: K. Wenda, G. Ritter (Hrsg.)

Neue Aspekte der Marknagelung Akutversorgung von Wirbelsäulenverletzungen

Mainzer Symposium in Zusammenarbeit mit der
Arbeitsgemeinschaft für Osteosynthesefragen
am 7. und 8. Februar 1992

1993. IX, 103 S. 1 Abb. 1 Tab.
Brosch. DM 68,–; öS 530,40; sFr 75,–
ISBN 3-540-57099-3

Heft 232: K. E. Rehm (Hrsg.)

56. Jahrestagung der Deutschen Gesellschaft für Unfallchirurgie e.V.
18.–21. November 1992, Berlin

Präsident: R. Rahmanzadeh

1993. XLVI, 845 S. 149 Abb. 34 Tab.
Brosch. DM 148,–; öS 1154,40; sFr 148,–
ISBN 3-540-56782-8

Heft 229: M. Börner, E. Soldner (Hrsg.)

20 Jahre Verriegelungsnagelung – Eine Standortbestimmung

1993. XVIII, 359 S. 279 Abb. 62 Tab.
Brosch. DM 126,–; öS 982,80; sFr 126,–
ISBN 3-540-56557-4

Heft 228: W. Schlickewei (Hrsg.)

Behandlungskonzept bei Schenkelhalsfrakturen

Mit einem Geleitwort von A. Allgöwer

1993. XII, 138 S. 63 Abb. 35 Tab.
Brosch. DM 78,–; öS 608,40; sFr 86,–
ISBN 3-540-56268-0

Heft 227: B.-D. Partecke

Arteriovenöse Anastomosen am arteriellen Durchstromlappen
Eine experimentelle und klinische Studie

1993. XIII, 172 S. 101 Abb. 47 Tab.
Brosch. DM 136,–; öS 1060,80; sFr 136,–
ISBN 3-540-56230-3

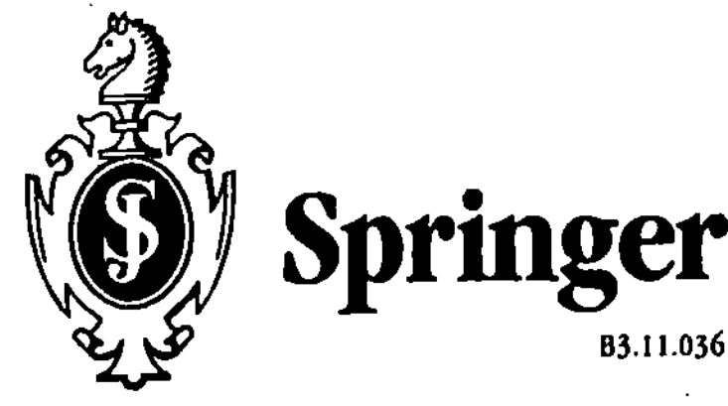

B3.11.036